Ästhetik, das Lied:

Keim ist die Erkenntnis,
nicht Ziel.
Gewaltsam Kronos entrissen,
aus ihrem Uranusweltall durch Zwang geboren,
kann sie nur blühen in den Seelen
der Menschen.

Nur dort entfaltet sich
das alchemische Wunder.
Nur dort erlangt sie ihr Ziel:
die Schönheit in ihrer höchsten algebraischen
Vollkommenheit.

Ihre Blüte ist die innige Freude
am göttlichen Klang in den Herzenstiefen.

Diese Freude kennt jeder,
der der Erkenntnis
begegnet ist.

Ohne Wahrheitssinn keine Begeisterung

(im Zeichen Kaspar Hausers)

Wahrhaftig bündelt das Menschen- und Weltenbild der Anthroposophie die Lehre der Menschheitsentwicklung – dieses ideale Werkzeug, um die Aufgabe unserer Zeit zu erfassen und zu erkennen.

Die altindische Kosmologie, die mesopotamische Himmelskunde, die ägyptische Substanzen- und Körperlehre..., die griechische Blüte der Philosophie und der europäische Humanismus, der Geist des deutschen Idealismus, der Freiheitskampf der modernen Sozialität – sie alle bilden einen begeisternden und kohärenten Werdegang, die wertvolle Grundlage einer zeitgemäßen Wissenschaft: der Geisteswissenschaft Rudolf Steiners.

Der Autor

Teil 1

Physischer Leib, Ätherleib, Astralleib

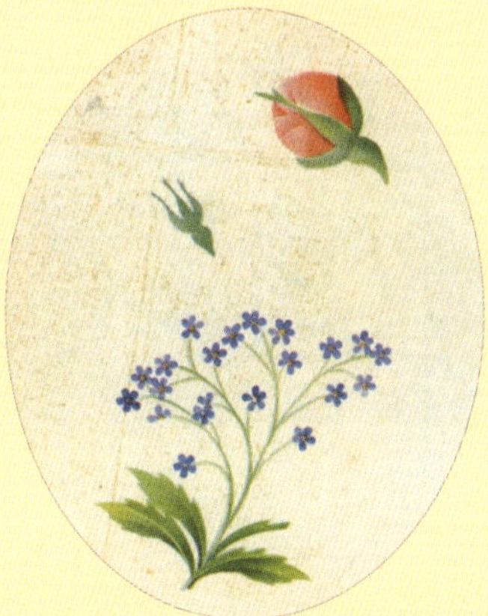

Welt!
Dich sucht meine Seele!
Welt!
Wie findet dich mein Geist?
Mensch!
Wo ist dein Herz?
Gott!
Welches ist dein Pfad?

Der tiefere Charakter der unteren Wesensglieder in ihrem Zusammenspiel

Die Kraft des Lebens zwingt die Blume zu wachsen.
Das Leben findet seine Freude in der Erfüllung dieser Aufgabe.
Durch die Erfüllung dieser Aufgabe kann es sein Wesen finden.
Nur, und nur dann, wenn es sein Wesen findet, glänzt die Schönheit in der Welt der Natur.
Die Schönheit strahlt in die Menschenherzen.
Über ihr Strahlen in den Menschenherzen freut sich die Welt der Geister:
Freude auf dem Weg zur Individualität.
Freude, die Substanz des Ich.
Freude, der Weg in die Freiheit.
Wie die Blume durch ihre Lebenskraft getragen die Aufgabe der Schönheit erfüllt, sucht das Herz des Menschen die Erfüllung seines Schicksals
– jeder Mensch in seiner Art, alle Menschen aber unter demselben Impuls:
Bei jedem Schritt, klein oder gross, ist Anlass dieser Suche
die Freude am Menschsein.

Diese Freude jedoch ist unselbständig, sie kann sich selbst nicht messen, nicht erkennen. Sie braucht dafür die Welt, die menschliche Gesellschaft. Ihr eigenes Maß vermitteln ihr andere Seelen.

In dieser Auseinandersetzung entsteht eine Art Konfrontation, die eine Essenz hinterläßt. Diese Essenz wird zur Grundlage einer Bewustseinserweiterung, zu einer unentbehrlichen Zwischenstufe auf dem Weg der Schicksalserfüllung.

Frau N., 45 Jahre: In den späten zwanziger Jahren nimmt ihr Leben eine abrupte Wende. Sie entwickelt eine Depression mit Panikattacken und Lebensangst. Trotz aller psychiatrischen Pflege und Medikation folgt nach wenigen Jahren die erste psychotische Episode. Hiermit tritt sie in eine neue soziale Kategorie: F20.0, paranoide Schizophrenie, und zwar für immer.

Als junge Frau stand ihr eine brilliante Karriere als Wissenschaftlerin bevor – Stipendien im Ausland, Forschungsarbeiten in mehreren Ländern, Publikationen in Fachzeitschriften etc.

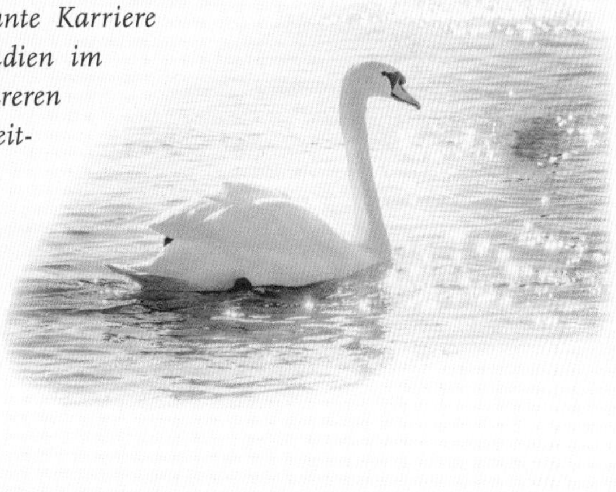

Ihr Weg erfährt einen drastischen Umschwung, als ihre Mutter an Krebs erkrankt – sie sieht sich mit der Anfrage konfrontiert, ihre Mutter zu pflegen.

Die Lebensfreude beflügelt das Herz. Manchmal sucht es den Abflug wie
ein glänzender, schneeweißer Schwan: Langsam,
träge, traut er sich den Aufstieg in die
Schönheit fast nicht zu – in die
Freiheit der Leichte –

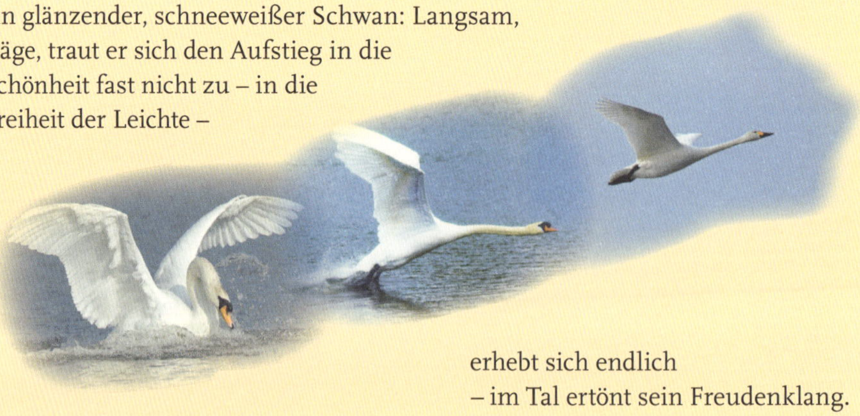

erhebt sich endlich
– im Tal ertönt sein Freudenklang.

Manchmal aber ist ihm die Anstrengung zu anspruchsvoll,
ungelebte, unerlöste Freuden beschweren seine Flügel,
seinen Elan ermattend.
Und er ringt.
Er ringt.
Er ringt um den Aufstieg ....
Ist sein Impuls erschöpft, bleibt er im Wasser,
schwimmend ....
Nur – Schwimmen ist ein schweres Schicksal für einen Ritterschwan.

Schon von Kindheit an hat die mütterliche Hülle ihr Wesen unterdrückt, ihre Aufrichte verunmöglicht. Sich auf ihre intellektuelle Begabung stützend suchte sie, dieser Zange zu entkommen; suchte sich eine Aufgabe im Ausland, weit weg vom Elternhaus.

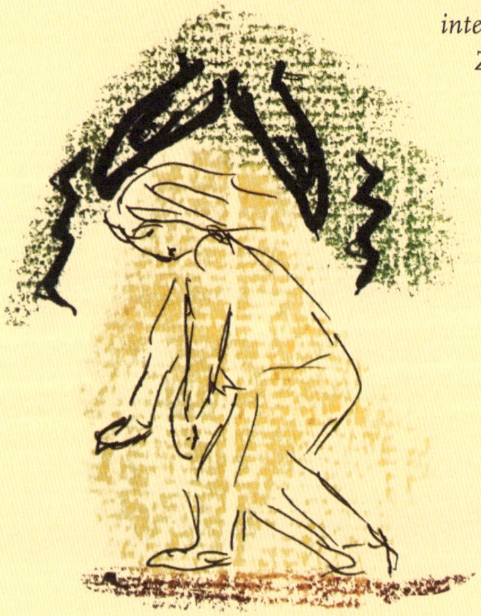

Die Zange umklammerte ihr Herz zu stark. Trotz allem jedoch war sie bereit zum Abflug, zu einer selbständigen Schicksalserfüllung.
In diesem Moment, gerade in diesem Moment taucht die schwere Pathologie der Mutter auf.

Sie fühlt sich verpflichtet, die Pflege der Mutter zu übernehmen, ihre eigene Laufbahn zu verlassen und ringt – ringt weiter, sucht sich fachliche Hilfe.

Sie ringt darum, ihre Flügel zu entfalten.
Die Zange greift zu fest, die Kraft reicht nicht aus.

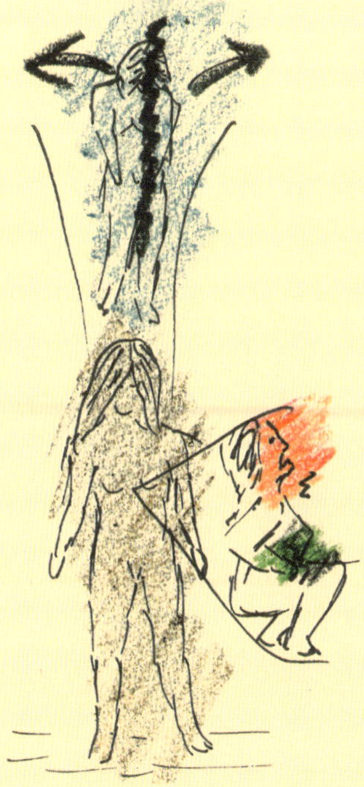

Dann setzt die Depression ein – wie eine Lawine, die sie überrollt. Sie verliert den Bezug zur ersehnten Aufrichte und schwebt ins Nichts.

Die Depression ist ein verzweifeltes Ringen der Seele, die Bindung an ihren geistigen Kern, ihr Ich, nicht zu verlieren. Die biographische Entwicklung hat die Schicksalslinie jedoch extrem beschwert, eigentlich verunmöglicht. Die Seele gibt die Hoffnung auf, ihr Schicksal erfüllen zu können.

Mit ihrem stummen Schrei erreicht die Verzweiflung das Herz wie eine scharfe Harpune.

Das ist der Grund, warum dem Zustand der Depression immer eine Phase der Hysterie vorausgeht.

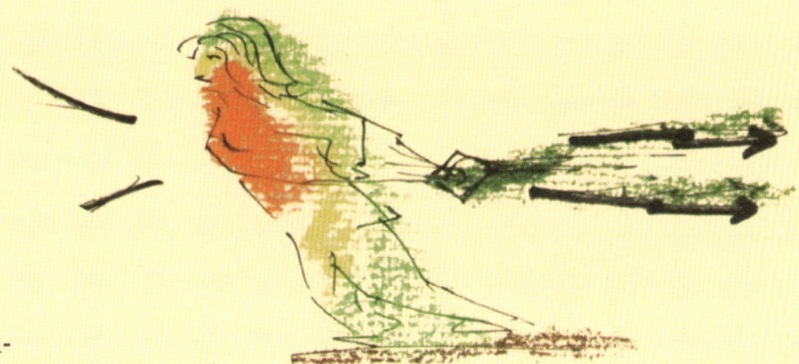

In der Hysterie überanstrengt sich die Seele, um ihre Schicksalslinie nicht zu verlieren. Da findet die Verzweiflung ihre Veranlassung. Die Bindung zwischen Ich und Seele wird dadurch extrem geschwächt. Dies ruft einen immensen Druck in dem Astralleib des Menschen hervor.

Die Seele, die ihm innewohnt, erfährt ein tiefes Gefühl des Sich-Selbst-Verlierens: die Gefahr der Ichlosigkeit. Panik tritt ein.

Die Panik hemmt die Denkenskraft. Die Bindung 'Ich – Seele' verdichtet sich im Willenspol – ohne Führung.

Ohne Ich-Führung
gerät der Menschenwille
unvermeidlich
auf den Weg der Selbstvernichtung.

Dann kommt es zum Umschwung in die depressive Phase. Die geschwächte Bindung des Ich zur Seele kann den Druck im Astralleib nicht weiter aushalten. Die Struktur innerhalb der Hülle wird gesprengt. Es bildet sich eine neue Struktur, in der die Ich-Kraft an einen Teil der Seele gebunden bleibt, an die Vernunft- und Verstandesseele, jedoch weder auf den Willen zugreifen noch weitere Bewusstseinsschritte erreichen kann.

Damit kann die Freude am Leben, die Qualität des Ich, nicht wahrgenommen werden. Die Seelenstimmung färbt sich schwarz-weiß, mit allen Grautönen dazwischen.

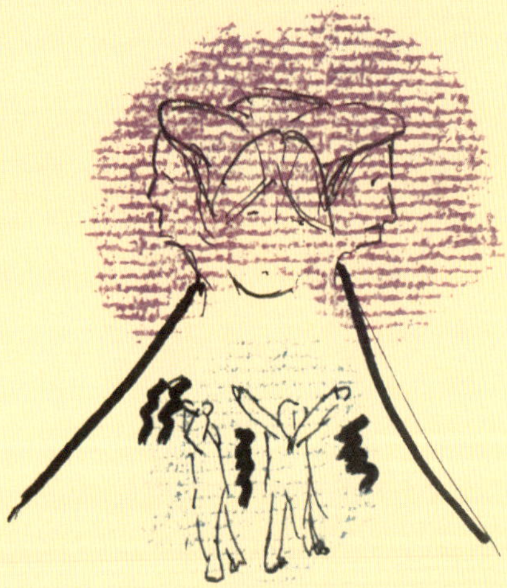

Ist der Zugang zu den Willensimpulsen gänzlich verstellt, geht dieser Zustand allmählich in einen chronischen über: nach außen, zur Umgebung hin, erscheint die Seele still. Im Inneren aber wächst eine grenzenlose Dynamik, ohne Sinn, ohne Aussicht. Eine pure Zerstörung der eigenen Seelenkräfte.

Bleibt dabei die astralische Hülle heil, so bleibt das Ich mit der Verstandesseele verbunden. Dieser Zustand kann über eine ganze Biographie hinweg verweilen (ICD-10: F33.1-2: Rezidivierende depressive Störungen).

Es hat sich ein stabiles System gebildet, eine Luxation zwischen Astralleib und Ich-Funktion hat sich befestigt.

Unter hoher Spannung jedoch kann die Hülle auch brechen – implodieren – wie explodieren. Dies ist der Kern des Zustands der Psychose (z B. ICD-10: F20-F29: Schizophrenie, schizotype und wahnhafte Störungen). Hysterie und Depression, jetzt ineinander verwickelt, bilden dafür die Grundlage.

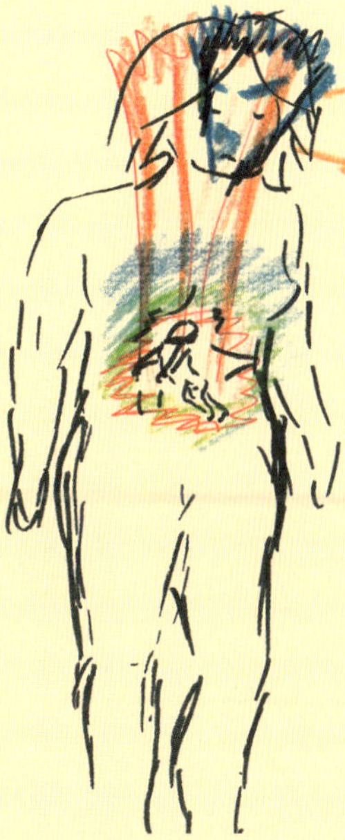

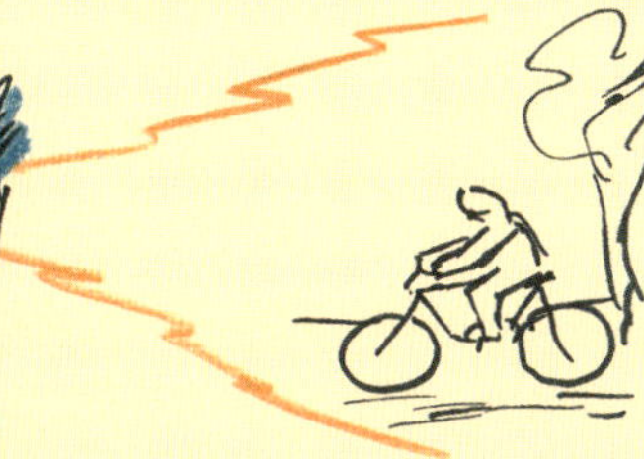

In der Psychose nimmt die Seele auf Anlass äußerer Erscheinungen hin ihre eigenen Zustände wahr und verliert dadurch den sachlichen Bezug zur Außenwelt.

Dieser dritte Schritt ist jedoch nur möglich durch den Bruch der astralischen Hülle. So betrachtet hat der Zustand der Psychose einen systematischen Aufbau, durch den die Integrität der Seelenhülle des Individuums verloren geht.

Die Entstehung eines solchen Systems erfolgt über drei aufeinanderfolgende Stufen.

Hysterie	– das Ich ist im Willen, jedoch von der Verstandesseele abgetrennt
Depression	– das Ich rückt in die Verstandesseele vor, verliert aber den Zugriff auf den Willen
Psychose	– das Ich verläßt beide, Willen und Verstand, und der Wille bleibt den äußeren Stimuli unkontrolliert ausgeliefert

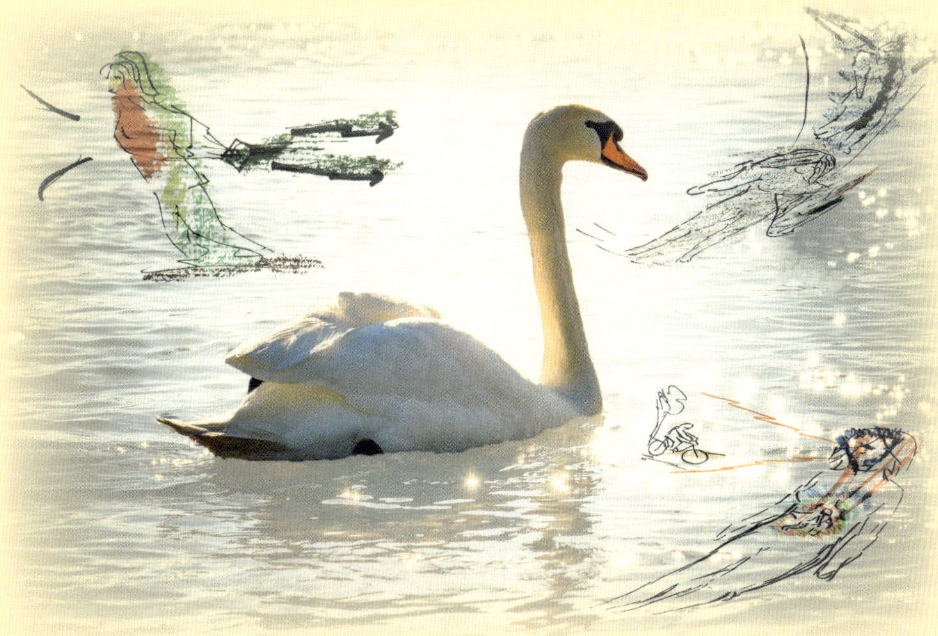

In allen Figuren hat sich ein Zustand von Schicksalslosigkeit etabliert. Der Sinn für die Wahrnehmung der eigenen Biographie steht unter Betäubung. In der Seelenferne ist der Mensch sich dieses Verlustes gewahr. Seelennah jedoch reagiert der Wille auf äußere wie innere Anlässe – ohne konstruktiven Bezug zur eigenen Schicksalslinie.

Wäre der Mensch nur Verstand[1],
so wäre sein Wille ein reines, starres Gerüst:
Er würde die Welt nicht wahrnehmen können.
Wäre der Mensch nur Wille[2],
so drehte er sich
um den eigenen Nabel:
Er würde die Welt
nicht wahrnehmen wollen.

Starrheit und Selbstzuwendung sind zwei Stimmungsmerkmale des depressiven Zustands, sind die reguläre Erscheinung der Not einer verzweifelten Seele.

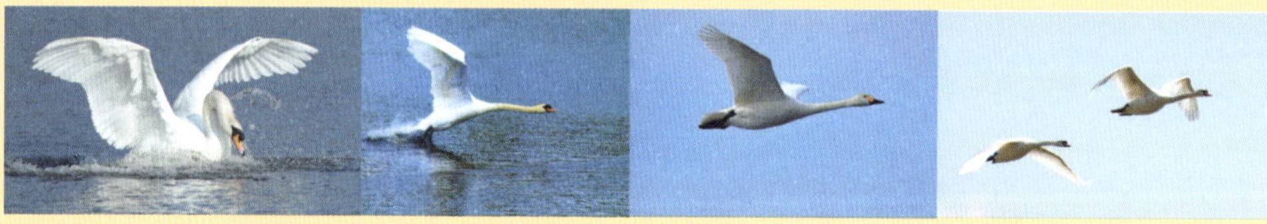

1 | Pythische Mysterien
2 | Isis Einweihung

Ätherleib: Vermittler der astralischen Prozesse in der physischen Erscheinung

> „Dem sei wie ihm wolle, es ist wirklich eine Kraft zwischen der Materie (dieser nämlich, deren Wirkungen vorgestellt werden sollen) und dem Geist vorhanden. Diese Kraft ist ganz verschieden von der Welt und dem Geist. Ich entferne sie: dahin ist alle Wirkung der Welt auf ihn. Und dennoch ist der Geist noch da. Und dennoch ist der Gegenstand noch da. Ihr Verlust hat einen Riß zwischen Welt und Geist gemacht. Ihr Dasein lichtet, weckt, belebt alles um ihn. – Ich nenne sie *Mittelkraft*."
>
> *Friedrich Schiller, Medizinische Schriften*

All diese Prozesse im Seelengefüge haben ihre Korrespondenz in der Organisation der Lebenskräfte, im Ätherleib. Jedes Organ unserer physischen Anatomie trägt die ihm entsprechende ätherische Funktion in sich und ist dabei simultan auf drei Wirkungsebenen zu berücksichtigen.

Nehmen wir Beispiele aus der Anatomie bzw. der Physiologie:

Auf der **physischen Ebene** vollzieht sich die Aufgabe des Mineralischen:

- zum Beispiel der Sauerstoffaustausch in den Alveoli der Lunge oder
- die Blutkörperchenbildung im Knochenmark.

Auf der **Ebene des Ätherleibes** entsprechen diese Funktionen einer übergeordneten Aufgabe:

- Im oben genannten Beispiel dient der Gasaustausch dem qualitativen Zustand des Luftorganismus.
- Für die Knochenmarkbildung gilt dasselbe (in sehr vereinfachter Darstellung!) in Bezug auf den Wärmeorganismus[3].

Auf der **Ebene der Empfindungsseele** korrespondieren die physischen und ätherischen Funktionen mit tiefen Seelenprozessen:

- in unserem Beispiel des Gasaustausches mit Seelenprozessen der zeitlichen Orientierung (Umgang mit Vergangenheit / Gegenwart / Zukunft).
- bei der Blutbildung im Knochenmark mit gewissen Elementen des seelischen Erlebens der Aufrichte.

Dies ist eine reelle, aber höchst vereinfachte Darstellung von physiologischen Zusammenhängen der Wesensglieder.

---

3 | Die Lehre der vier Elemente (Wasser, Feuer, Luft und Erde) von Empedokles wurde in die aristotelische Lehre der Humoren umgesetzt. Der Grund dafür war, dass sowohl in dem Bild der Natur wie in dem Bild der menschlichen Physiologie im klassischen Griechenland der Fokus der Betrachtung die ätherische Dimension bzw. der Ätherleib des Menschen war.

Diese Korrespondenz der drei unteren Wesensglieder – physischer Leib, Ätherleib und (in der Darstellung S. 15) der Empfindungsanteil des astralischen Leibes – ist die Grunddynamik, die alle Lebensprozesse zur Erfüllung bringt. Das Gleichgewicht in ihrem Zusammenweben ist die Bedingung dafür, dass die übergeordnete Funktion des Ich, als geistiger Kern der Individualität, Entfaltung finden kann.

Diese Entfaltung folgt innerhalb des biographischen Verlaufs jedoch bestimmten Regeln. Sie komponieren die wunderbare Physiologie der vier konstitutiven Wesensglieder des Menschen.

> „Wenn die Geisteswissenschaft ihre wirkliche Aufgabe gegenüber dem modernen Menschengeist erfüllen will, dann muss sie zeigen, dass der Mensch, wenn er nur seine inneren Kräfte und Fähigkeiten gebrauchen lernt, die Kräfte und Fähigkeiten des geistigen Wahrnehmens, dass er dann, wenn er sie anwendet, eindringen kann in die Geheimnisse des Daseins, in das, was in den geistigen Welten hinter der Sinneswelt verborgen ist."
>
> *Rudolf Steiner, Das Johannes-Evangelium*

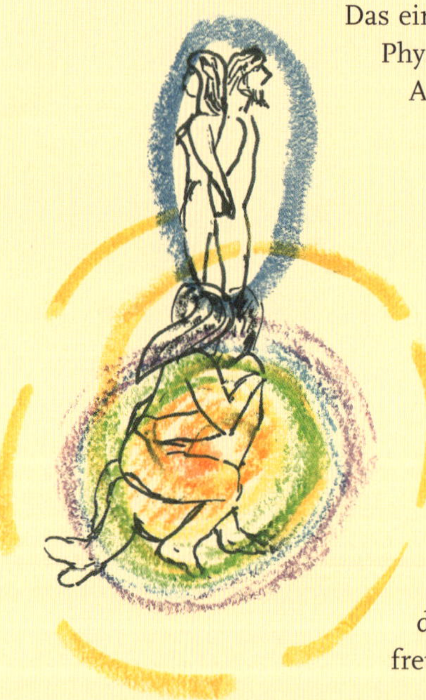

Das einzige Organsystem der menschlichen Anatomie und Physiologie, das nicht imstande ist, seine physiologische Aufgabe selbständig zu erfüllen, ist das Genitalsystem.

Zwei Individualitäten müssen unweigerlich zusammentreffen, damit eine Fortpflanzung stattfinden kann. Während des Sexualverkehrs ergibt sich die einzige Situation, in der innerhalb der gesunden Physiologie im Bewusstseinsleben des Menschen eine Benebelung, ein Verlust der Ichführung stattfindet, vermöge dessen jedoch eine neue Seele den Weg auf die Erde finden wird.[4]

Dann vollzieht sich das Wunder. Im Schoß der Frau (vorerst) darf sich ein lebensfähiger, physischer Leib entfalten. Schritt für Schritt schließt sein Organismus die Nervenhülle, mit der er später denken wird. Dann bildet er sein eigenes Blut: Lebensfreude, Liebesfluß werden ihm dank dessen gereicht.

4 | In diesem Zustand der Ich-Abschaltung bildet sich eine „Metaindividualität", wo die geistige Kraft von Frau und Mann zusammenschmelzen. In dem geistigen Ich existiert die Geschlechtertrennung nicht mehr. Das ist der Grund, weshalb in praktisch allen Kulturen die Sexualität als Teil des Kultus gepflegt wurde: Tantra, katholische Enthaltsamkeit...., und warum, indem sich die moderne, kulturelle Entwicklung zunehmend auf die seelischen und geistigen Funktionen richtet, die Diskriminierung aufgrund des Geschlechts (wie z. B. in den sozialen Aufgaben oder in der Arbeitswelt) zunehmend verschwindet.

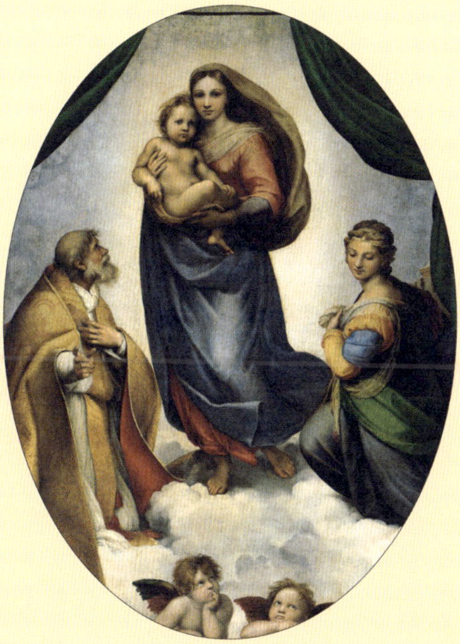

Verborgen,
im Liebesschoß des mütterlichen Beckenbodens,
vollzieht sich das Wunder.
Das Herzenslicht der Mutter,
durch die Willenskraft des Vaters zur geheimnisvollen
Alchemie der Schöpfung impulsiert,
ermöglicht der aus dem Geist herankommenden Seele
die Entfaltung ihres irdischen Wesens.
Eines Tages wird ihr inneres Weltall imstande sein,
den Weltenatem aufzunehmen.
Gotterfüllt ist das Logoskind bereit,
sich selbst zu vergessen
zum neuen Geist-Erinnern.
Der Weg zur Geist-Erkenntnis ist bereitet.

Jetzt öffnet sich ihm eine neue Welt – im Besitz einer geringen, durchaus fähigen Autonomie, um sein Leben auf dem physischen Plan durchsetzen zu können: sein erster Schritt auf dem Wege der Individualisierung. In diesem Moment bleiben die kosmischen Rhythmen wie ein Siegel, wie ein Wunderstempel in der Tiefe seiner Gehirnhäute eingeprägt. Das Kosmosbild, durch Mond und Planeten vermittelt, markiert die Geburtsstunde. Wie diese Seele durch ihre Geburt einen ersten Schritt in der Autonomie ihrer Individualität vollzogen hat, werden sich weitere Individualisationsschritte bei den sukzessiven Mondzyklen alle 18, 7 Jahre im Laufe ihrer Biographie vollziehen. Wir können diese Geburtsstunde als den ersten Mondknoten in der Biographie betrachten: In dieser Stunde hat der Mensch mit der Durchtrennung der Nabelschnur ein selbständiges physisches Leben erlangt.

Die erste Geste des Neugeborenen ist die Klangentfaltung. Der kleine Körper brüllt seine Anwesenheit in die Welt der Menschen hinaus. Er ringt sich durch den rauhen Charakter der physische Welt, und bald darauf zeigt sich sein Wesen, seine Individualität: er lächelt der ihm nächststehenden Seele, seiner Mutter, zu, in der er sich schon selber erkennen kann.

Im späteren Lebensalter, unter hormonellem Druck, unternimmt die Seele einen neuen Schritt auf ihrem Weg zur Individualisation. Er soll sich um den zweiten Mondknoten herum vollziehen: Am Ende der Adoleszenz findet die Individualität auf der Suche nach ihrer Freiheit die Lebensfreude außerhalb der familiären Hülle. Dieses Mal jedoch besteht der Geburtskanal nicht aus physisch-knochigen Strukturen. Der Engpass ist allerdings nicht weniger hart, nicht weniger eng. Er besteht aus Empfindungszuständen, die sich wie eine emotionale Nabelschnur an die familiäre Hülle heften und die Individualität zunehmend beklemmen.

In dieser Situation sieht sich die Seele gezwungen, einen Kanal durch den Engpass des elterlichen Willens zu brechen – zuerst schmerzhaft, dann befreiend, wie einst vor 18 Jahren.

Schauen wir auf die Anatomie bzw. Physiologie des Menschen, so finden wir die funktionelle Vertretung der (ätherischen) Elternhülle in der Bauchspeicheldrüse. Unter dem oben dargestellten System der drei Wirkungsebenen (Seite 15) zeigt uns dieses Organ die folgenden Charakteristika.

Schon embryologisch ist die Bauchspeicheldrüse das einzige Organ, das aus zwei getrennten embryologischen Kernen, die sich durchdringen, eine untrennbare Einheit bildet.

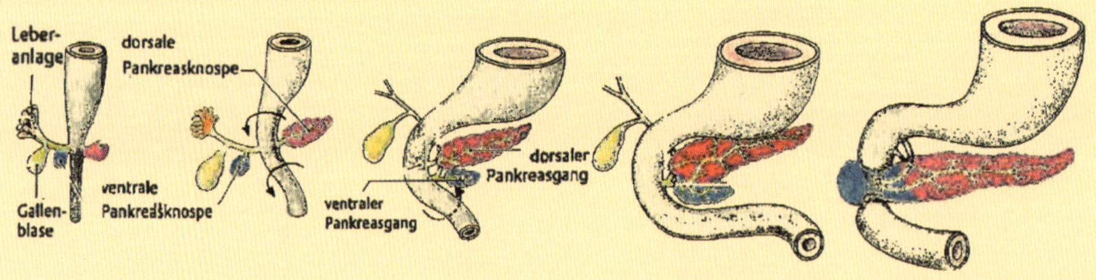

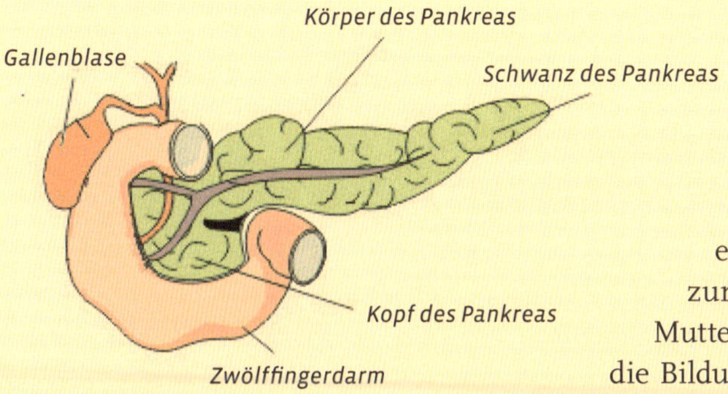

Sie bleibt eine Einheit, differenziert sich jedoch funktionell in eine mit dem Pankreaskopf verbundene exokrine Aufgabe (Zuwendung zur Außenwelt) und eine mit dem Pankreasschwanz verbundene endokrine Aufgabe (Zuwendung zur Innenwelt)[5]. Die Süße der Muttermilch als Hauptnährstoff für die Bildung der Nervenkräfte wird über das ganze Leben hinweg mittels der Glucose im Blut erinnert und vom Pankreasschwanz mittels Insulin- / Glukagonsekretion reguliert.

Der Verdauungsprozess im Darmabschnitt benötigt den enzymatischen Beitrag des Pankreas von Anfang an.[6] Auf der seelischen Ebene liegt in diesem physiologischen Prozess die physisch-ätherische Grundlage für die zugunsten der Ich-Entwicklung erforderliche tägliche Regeneration der Stoffwechsel - Willenskräfte. Die Oddiklappe, die Mündung der Pankreassäfte ins Duodenum, ist der Rubikon, der Engpass, durch den sich die neuen Willensimpulse eine Bahn brechen müssen, um in die Welt zu gelangen. Dies geschieht jeden Tag im physischen Leib, entspricht aber in der Biographie dem oben genannten Durchgang durch die Elternhülle, der seinen biographischen Höhepunkt beim zweiten Mondknoten erreicht hat.

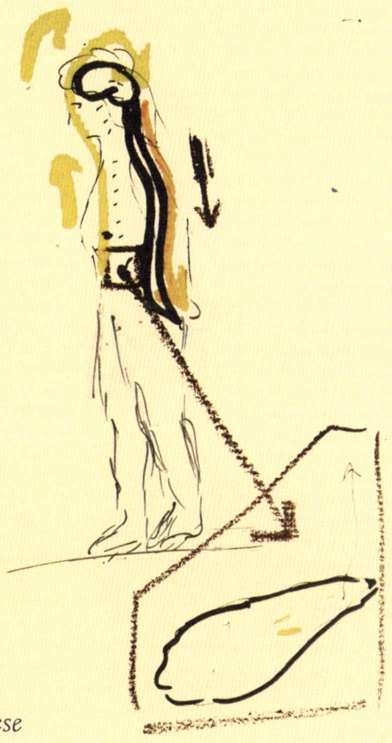

Schauen wir auf die ätherische Ebene in der Physiologie unserer Patientin: In ihrem Pankreasschwanz vollzieht sich eine bemerkenswerte Erscheinung. Wir sehen, wie sich unaufhaltsam unter der Erscheinung von Schwefelschuppen, wie aus einer hochdynamischen unerschöpflichen Quelle aufsteigend, sulphurische Prozesse bilden. In ihrem Ätherleib beobachten wir, wie diese

---

5 | In der Anatomie spricht man von Pankreasschwanz, - kopf und - körper (siehe Abb. oben), wobei in dem Pankreaskörper nur die Durchmischung der beiden anderen physiologischen Strukturen stattfindet.
6 | Im Pankreaskopf bilden sich unter anderem die Amilase, Lypase, Elastase - Enzyme, die die drei Hauptnahrungsprinzipien Kohlehydrate, Fettsäure und Eiweiß verarbeiten, um vom Blut bzw. Lymphsystem aufgenommen werden zu dürfen.

sulphurischen Prozesse ungestört in ihr zentrales Nervensystem steigen, wie sie sich in ihr Rückenmark ergießen. Sie sind die ätherischen Vertreter der seelischen Prozesse der Mutter, die „ungelebten, unerlösten, fremden Freuden", die auf ihr System einwirken und verhindern, dass sich ihre eigene Freude entfalten kann.

Einen psychotischen Zustand mittels einer Medikation zu befestigen, ist ein Todesurteil für das Schicksal einer Individualität,[7] auch wenn es in gewissen Momenten eine notwendige Maßnahme sein kann. Die Ästhetische Heilkunst sucht den Weg zu einem tieferen Verständnis des Menschen.

Über geeignete, sowohl auf ätherische Funktionen hin ausgerichtete, als auch auf seelische Prozesse hin orientierte Maßnahmen ist es denkbar, die eigene Freude der Patientin von den „fremden, unerlösten Freuden" zu sondern. Glückt uns das, zeigt ihre Seele in ihrem Innenraum zuerst ein fröhliches Erstaunen. Sie traut der Inflammierung nicht. Verunsichert, träge fängt sie an, den Weg in ihre Selbständigkeit zu gehen. Von den unerlösten Freuden befreit, braucht die Seele sich nur sich selbst zu widmen.

7 | Die moderne Medikation in der Psychiatrie (wie in anderen medizinischen Gebieten) wird meistens aus Erdölderivaten mittels der modernen organischen Chemie hergestellt. Genauer betrachtet besteht das Erdöl aus der Anhäufung von Unmengen an Lebewesen (pflanzlicher wie tierischer Natur), die den Zugang zum Sauerstoff und zu den notwendigen Lebensbedingungen in den Tiefen des Bodens verloren haben. Über Jahrmillionen hinweg hat dies dazu geführt, dass sich in seinem gesamten Lebenswärmekörper das Wässrige und das Luftige (Erdöl ist immer mit Meereswasser gemischt und ist immer überdeckt von einer mehr oder weniger großen Blase aus Erdgas) vom Sonnenlicht bzw. vom Sauerstoff definitiv getrennt und in den Tiefen der Schwere und Dunkelheit begraben hat. Genauso beobachten wir in dem Ätherleib des Patienten während der Einnahme eines hochpotenten Neuroleptikums, wie sich seine Wasserorganisation und seine Luftorganisation auseinander trennen und in unglaublich fester Form den Griff des Ich durch die Wärmeorganisation auf die Physiologie des Ätherleibes verhindern. So fest und so definitiv wie damals im Mesozoikum auf geologischer Ebene.

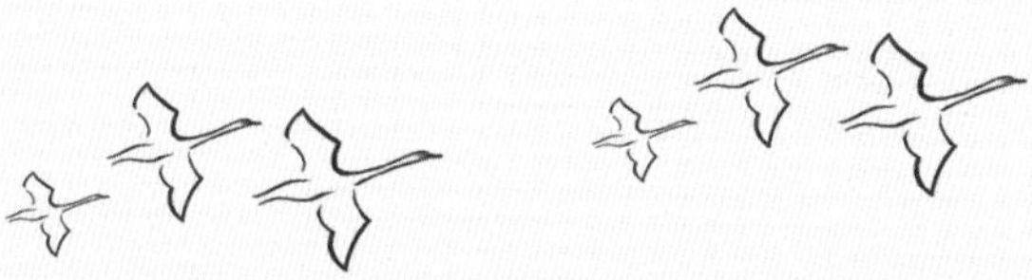

Die wahre Weihehandlung ist die Wahrheit,
das intime Geheimnis, der magische Schlüssel,
der das Wunder vollziehen kann,
die menschliche Gesellschaft in natürliche Harmonie
zu verwandeln.

Ist Es wahr, dann trägt Es in seinem intimen Wesen
den Glanz der Schönheit.
Ohne Mühe wacht die Schönheit am Tempeleingang
des freien Fühlens.

Beglückt das Schicksal eine Seele mit dem Eintritt
in diesen Tempel, dann wirkt sie auf die Welt,
ohne Worte, ohne müßige Ansprüche,
allein aus ihrer Präsenz heraus.

Herr H., im Erwachsenenalter: Von Geburt an zeigt er besondere Merkmale einer Form von Entwicklungsretardierung. Sehr aktiv und selbständig, nervös, fromm, zwanghaft sportlich, zwanghaft auf die Pflege seines Körpers bedacht. Er soll harmonisch aussehen, ohne eine Spur von Fettansammlung, auch die Zähne sollen makellos sauber erscheinen.

Schauen wir in seinen Ätherleib, finden wir die Merkmale einer schon in seiner embryologischen Entwicklung auftretenden Variation der Organreifung. Logischerweise sind dabei alle Organe irgendwie involviert. Auffallend und ausschlaggebend für seine besondere physiologische Entwicklung ist jedoch die Leberfunktion.

Der Götterwelt unterstellt, verzichtet der Mensch auf seinen eigenen Willen und damit auf die Entfaltung seiner eigenen Individualisation.

Von Eigensinn getrieben, täuscht Prometheus die Götter und raubt Vulkan das Geheimnis der Lebenskraft. So bahnte sich der Weg zur eigenen Steuerung der Lebensimpulse in der menschlichen Evolution. So erlangte der Mensch die Herrschaft über seine eigenen Willensimpulse.

Armer Sterblicher! Bevor Du Dein Schicksal unter Deiner Führung entfalten darfst, sollst Du, unter das Joch der Götter gebeugt, die Lehre der Weltenrhythmen, die verborgenen Gesetze himmlischer Sphären erlernen.

An die lichtvollen Gipfel der Erde gefesselt, wird Tag für Tag Deine Leber von einem edlen Vogel gefressen.

Ausgeliefert, machtlos, jede Stunde ein mühseliges Aushalten. Die Nacht wird Dir Besinnung gönnen, eine Zeit des stillen Erinnerns. Dir sei die Möglichkeit gegeben, unter Deinen Augen Täuschung der Sinnesrealität von sinnerfüllter Wirklichkeit zu trennen. Deine göttliche Abstammung sollst Du erkennen: Um Gott zu sein, musst Du göttliche Verantwortung pflegen.

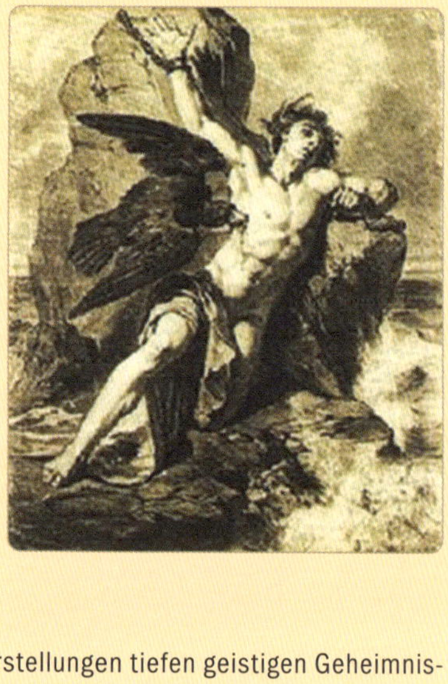

In der Stille der Nacht wächst Deine Leber wieder. Sie inflammiert sich erneut an Deinem Raub. Wieder erscheint der prächtige, edle Vogel. Der Herrschaft des Göttervaters unterworfen, an den Weltenfels geschmiedet, muss der Mensch auf seine wahnhafte Illusion verzichten.

Jeden Tag, jede Nacht.[8]

---

8 | Die griechische Mythologie entspricht in ihren bildhaften Darstellungen tiefen geistigen Geheimnissen der Menschwerdung. Die Saga des Promotheus entspricht in der paläoanthropologischen Wissenschaftslehre den aufeinanderfolgenden Reihen der Eiszeiten, den rhythmischen Folgen von Lebensentfaltung in den warmen Perioden und Rückgang der Lebensprozesse in den kalten.

Versuchen wir die Aufgabe der Leber in der Physiologie der Wesensglieder zu betrachten:

Die Vielfältigkeit ihrer Aufgaben, wie sie in der schulmedizinischen Lehre der Physiologie gesehen wird, ist bekannt. Eine ihrer wichtigen ätherischen Aufgaben ist es, die Stoffwechselgrundlage der Gedankenbildung so zu gewährleisten, dass die Gewalt der Gedanken die bewusste Ichführung der Lebensprozesse nicht überrollt.

Das ist der Hintergrund der zwei wohlbekannten rythmischen Kreisläufe eines Metabolismus, dessen Mittelpunkt sich in der Leber befindet: die enterohepatischen Kreisläufe von Gallensäure und Bilirubin. Diese physischen Substanzen zwingen Prometheus, sich den Gesetzen des Karmas zu unterwerfen. In der seelischen Dimension reguliert die Leber mit Hilfe dieser biochemischen Substanzen (unter anderem) die karmische Entwicklung jeder Individualität im biographischen Verlauf und prägt in diesem Sinne, wie die Physiologie treffend zeigt, jede Erneuerung der Blutkräfte. Dafür muss das Organ jedoch unbelastet bleiben.

Die Ich-Funktion von Herrn H. ist sich der karmischen Aufgabe, die zu dieser Inkarnation gehört, bewusst. Unter dem Impuls seines Überbewusstseins richtet sich diese Individualität auf die Erhaltung eines gesunden Organes und fokussiert sich auf die Abwesenheit von Fett in seinem Körper, um eine reine Leberfunktion zu bewahren.

In der Abbildung ist der Mechanismus dargestellt, der diese Ichführung in der physischen Physiologie prägt.

Im Darmbereich findet die Auseinandersetzung des Ätherleibes mit den Substanzen der äußeren Welt statt. Sie werden dort resorbiert und durch die Pfortader zur Leber gebracht. Dort läuft dieses Blut (laut der konventionellen Physiologielehre schwer beladen mit toxischen Substanzen) mit reinem, sauberen Blut, direkt aus dem Herzen durch die Arterie Hepatica kommend, zusammen.

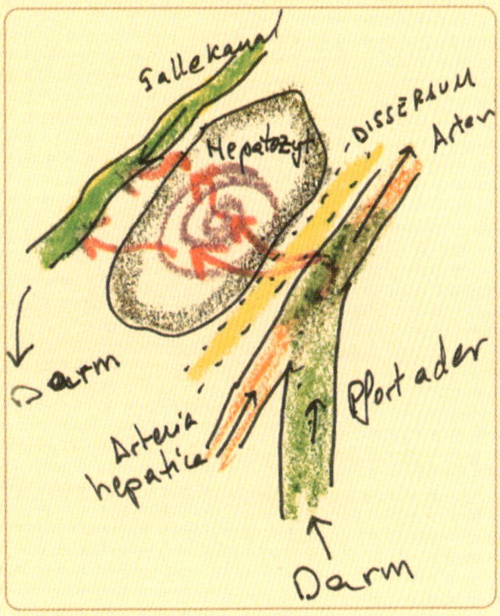

Aus dieser Mischung werden Blutkräfte durch den Disse-Raum (Immunsystemraum, in dem die Ich-Kräfte eine erste Wirkungsebene betreten) in den Hepatozyt hineinfließen (rote Pfeile). Der Hepatozyt besitzt in seiner Struktur die ätherische Kraft der Verbindung zum Karma. Es ist ein „Karmabrunnen", aus dem dauerhaft karmische Inhalte geschöpft werden (Spirale, violett).

Nach all diesen Prozessen werden die Gallensäfte (wie auch das Bilirubin) produziert und in den Darmkanal (bzw. Stoffwechsel-/Willensraum) des Menschen geführt – die entsprechenden karmischen Impulse, die sie im Hepatozyt gesammelt haben, mit sich tragend.

Dieses Geisterinnern aus dem Karmafluss bildet eine neue Grundlage für die Begegnung mit den aus der Welt kommenden ätherischen Grundsubstanzen im Darmkanal. Ab da werden durch die Verdauungsaufarbeitung des gesamten Darminhaltes geeignete metabolische Kompositionen an Fett-, Eiweiß- und Zuckergrundstoffen vorbereitet, um wieder in dem Blutkreislauf wirken zu können.

Mittels dieser drei Grundnahrungsprinzipien in ihrer geeigneten metabolischen Komposition bildet sich im Äther- bzw. physischen Leib die entsprechend geeignete Grundlage für die weitere Entfaltung der dreigegliederten Seelenprozesse.

Der Mensch ist das Maß aller Dinge.[9]

Das anthroposophische Menschenbild ergreift diese universale Erkenntnis und gibt sie tiefer differenziert weiter. Die Menschenseele besteht aus drei übergeordneten Edelorganen: dem Denken, dem Fühlen, dem Wollen. Ebenso ist der Astralleib des Menschen, die Hülle, der unsere Seele innewohnt, nach dieser dreigegliederten Struktur aufgebaut.

In ihrer Essenz betrachtet spiegeln alle Welterscheinungen die dreigegliederte Konstitution der Menschenseele wider. Tiere, Pflanzen, Gebirge, soziale Prozesse, kulturhistorische Epochen lassen sich durch diesen Universalmaßstab in ihrer geistigen, tiefen Bedeutung erkennen.

Wenden wir die geeigneten Wahrnehmungsorgane an, diese tiefe Grundlage des Seelenlebens zu entdecken, schauen wir in den Empfindungsanteil des Astralleibes, erkennen wir den jeweiligen Zustand dieser drei Seelenkräfte, die im Alltagsleben als unterbewusste Grundlage des nach außen hin sichtbaren Seelenlebens gelten.

Studieren wir diese drei Bereiche auf der Suche nach einer Diagnose bei unserem Patienten, Herrn H. :

- Gebunden an das **Stoffwechselsystem** (Willensleben) (siehe Zeichnung Seite 25: c) erscheint der Zustand der Seelenkräfte bezüglich ihrer Position zur Außenwelt. Hauptelement darin ist deren Dynamik beim Eintritt in die soziale Welt. In der Adoleszenz z.B. finden wir hier das Bemühen der Seele, sich den Eltern gegenüber als Individualität in der Welt zu behaupten. *Bei unserem Patienten sehen wir, wie er, „in einem Spinnennetz“ gefangen, keinen freien Zugang in die Außenwelt gewährleisten kann (siehe Zeichnung: c). In diesem Raum gibt es keinen Weg „nach außen“.*[10]

---

9 | Protagoras, griechischer Philosoph, um 490 v. Chr.

10 | Das ist ein patognomisches Merkmal (auf der Willensebene) des Autismus. Sorgfältig zu unterscheiden von der Erscheinung im selben Raum (bei psychiatrischen Patienten), wo dieser Weg nach außen doch zur Verfügung steht (was einer auf diesem Niveau gesunden astralischen Organisation entspricht), eventuell aber aufgrund von psychologischen oder psychiatrischen Auffälligkeiten verhindert sein kann.

- Im **rhythmischen Bereich** (siehe Zeichnung: a und b) trennt sich der Empfindungsraum in zwei Ebenen:

  - Auf dem unteren Niveau (b) kann man die Entwicklung des Seelenzustandes in Bezug auf ihre Biographie seit der Geburt wahrnehmen, evtl. auch in Bezug auf den Inkarnationsverlauf (b gelb). Hier entdeckt man den Moment, wo eine Biographie beispielsweise ihren Pfad verloren *oder, wie bei unserem Patienten der Fall, sich schon vorgeburtlich seine besondere Entwicklung angebahnt hat.*

  - Die obere Ebene im rhythmischen Raum (a) hat eine deutlich tiefere spirituelle Orientierung, sie zeigt die tiefe Natur der Beziehung der Seele zu ihrer Ich-Funktion. *Hr. H. ist ein Kämpfer für die Wahrheit und zeigt durch sein Wesen der Welt den Charakter eines solchen Kampfes.*

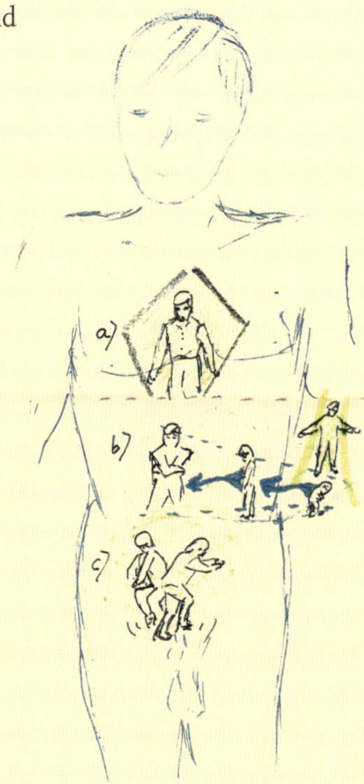

- **Im Kopfpol** (dem Nerven-Sinnessystem) findet man im Rahmen des ätherischen Gehirnorgans den tiefsten und intimsten geistigen Raum der Seele. Der Blick in diesen Raum ist jedem fremden Willen verwehrt, auch der Ästhetischen Heilkunst. Es ist der spirituelle Tempelraum der Seele, er gehört dem höheren Ich und dem Engel. Seine Erscheinung ähnelt dem Charakter des traditionellen Absidraumes der Kirche oder dem der Kuppelbauten, die unter dem Impuls Rudolf Steiners am Anfang des 20. Jahrhundert errichtet worden sind.

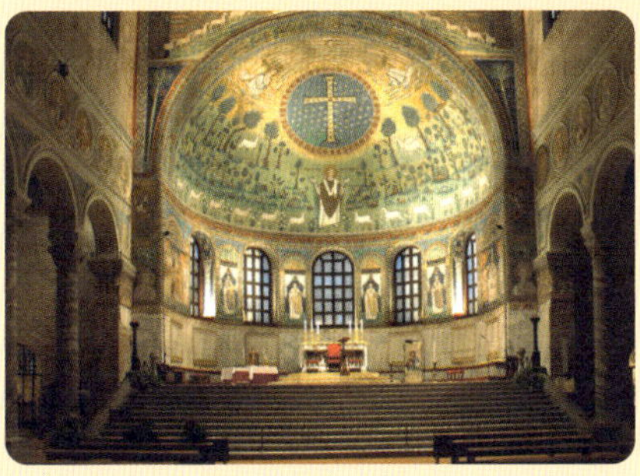

Basilika St. Apollinaire

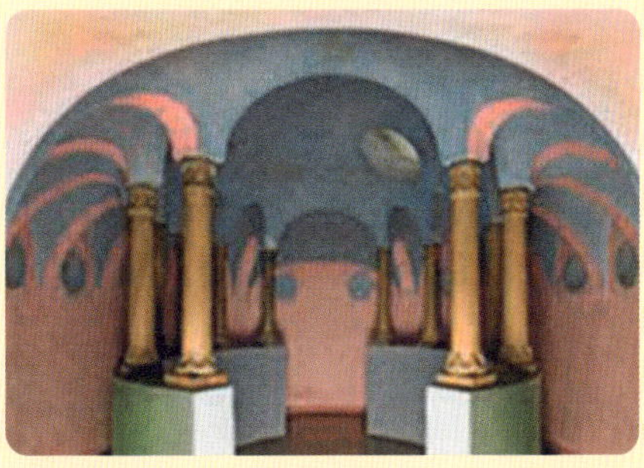

Modellbau zu Malsch

Herr H. zeigt uns die Qualität der hohen Bildung, die er sich in seinem Karma angeeignet hat; seine Opferbereitschaft, der Gesellschaft eine moralische Referenz zu zeigen, um für die Aufgabe unserer Zeit den hochwertigen Beitrag zu leisten, die tieferen, dunklen emotionalen Kräfte (in der Anthroposophie Doppelgängerkräfte genannt), die in jedem von uns schlummern, sichtbar zu machen.

Denn zum Zeitpunkt des inkarnatorischen Schrittes, vor dem Sprung in die irdische Sphäre hin zur Geburt, traf er, trotz seiner ihm ureigenen Lebensfreude, ganz bewusst die Entscheidung, diesen Auftrag anzunehmen, auch wenn dann diese besondere seelische Konstitution damit verbunden ist. Seine Seele war im Besitz der Willensbefähigung zu dieser Entscheidung – eine sehr seltene Erscheinung einer selten hochentwickelten Individualität.

Als Folge dieses Inkarnationszustandes kann sein Ich nur bis auf die höheren Bereiche des Astralleibes zugreifen: auf Bewusstsein und Verstandesseele. Näher zum Physisch-Ätherischen hin, auf der Ebene der Empfindungsseele, kann das Ich nicht mehr Zugriff nehmen und folglich das Ganze nicht mehr unter seiner Steuerung behalten.

Bewahrt der Therapeut dieses Bild in seinem Bewusstsein, fühlt sich diese Seele bei jeder Begegnung erkannt – in ihrer Weltenaufgabe bestärkt.

Teil 2

Die Dynamik des Selbstwerdens

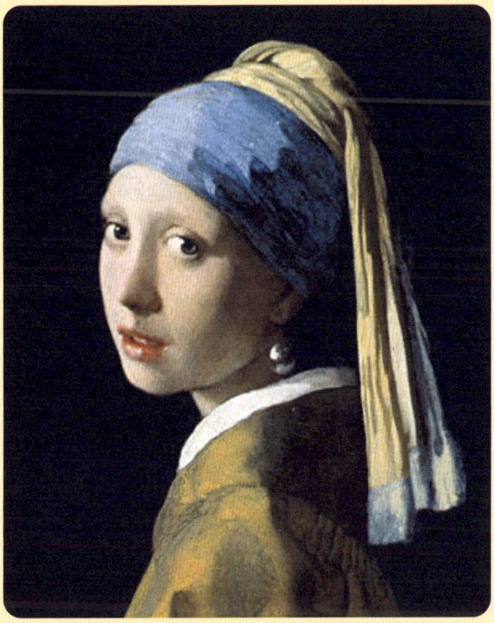

An sich selbst gebunden,
findet der Mensch das Vertrauen ins Leben
durch das Vertrauen in sich selbst.
Verliert er das letztere,
geht damit auch das erste verloren.

Enstehung der Individualität im Laufe der Weltentwicklung

Beobachtet man die Entwicklung des Blutwesens seit dem Kambrium vor 550 Jahrmillionen (angefangen bei den ersten Fischformen[11]), zeigen sich die Kriterien der Individualisierung in aller Deutlichkeit:

Im Wechselspiel zwischen Erscheinung und Verhalten sieht man sofort, wie im Laufe der Entwicklung der Tierformen zu höheren Gattungen dieses Zweierlei die progressive Entstehung der Individualisation offenbart.

Der einzelne Fisch ist in seiner Gestalt wie in seinem Verhalten von seinem Artgenossen nicht zu unterscheiden. Erscheinung und Verhalten der Neugeborenen gleichen Erscheinung und Verhalten der erwachsenen Tiere (bis auf den Dottersack).

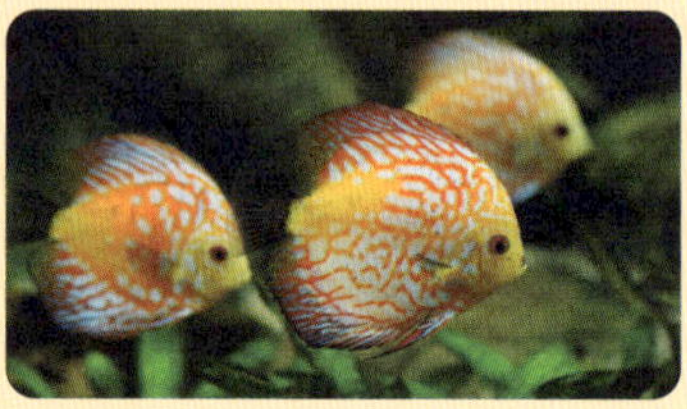

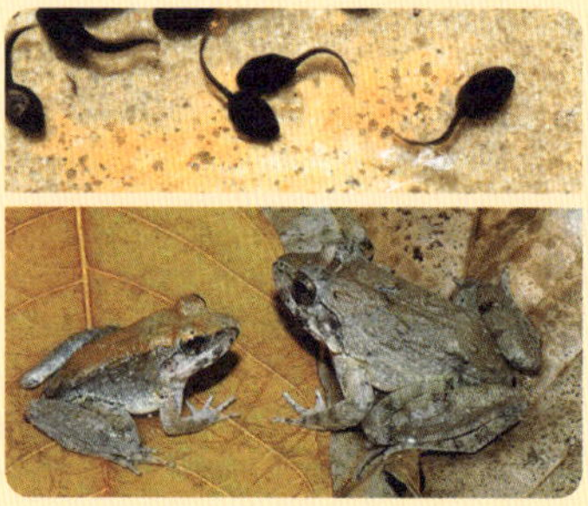

Unter derselben Betrachtungsweise zeigen die Amphibien naturgemäß als Neugeborene schon in ihrer Lebensphase im Wasser die Erscheinung und das Verhalten erwachsener Fische und gehen dann in der Phase auf dem Festboden von klein auf über zum eigenen Erscheinen und Verhalten als erwachsene Amphibien.

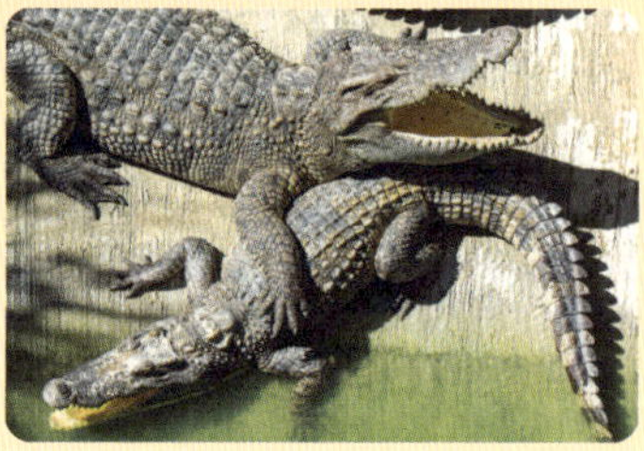

Vergleichbar finden wir dies in der Welt der Reptilien. Ein neugeborener Alligator erscheint (bis auf den anfänglichen „Nasenzahn“) u n d verhält sich wie ein erwachsenes Exemplar.

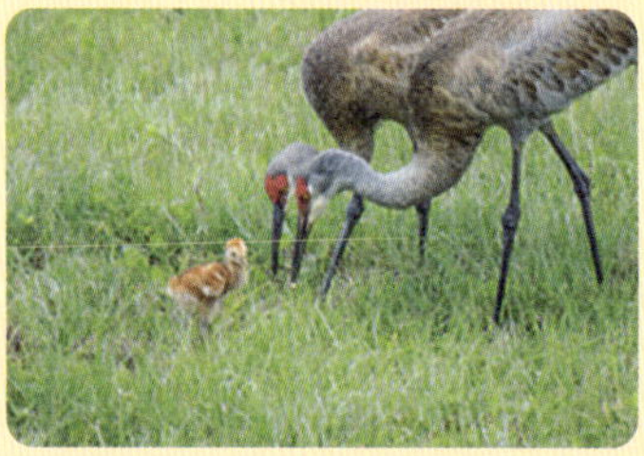

Erst bei den Vögeln kommt es zu einer Variation. Das neugeborene Kücken e r s c h e i n t anders als die Mutter, v e r h ä l t sich aber genauso. Unter beiden Kriterien, Verhalten und Erscheinung, ist die individuelle Differenzierung innerhalb einer Gruppe jedoch praktisch unmöglich.

11 | In dieser Darstellung beschränken wir uns aus praktischen Gründen auf die Entwicklung der Wirbeltiere und lassen dabei absichtlich die Beschreibung der Inkarnation der Blutkräfte in der Erdentwicklung im Archaikum und Präkambrium beiseite.

Wie das Mineral nach dem Ideal,
Kristall zu werden, strebt,
die Pflanze den Traum vom Baumsein träumt,
und das Tier nach dem Traum
vom Menschsein strebt,
so begleitet nach demselben Prinzip
die Harmonie der Natur den Menschen zu seinem
Freiheitsideal.

„Zu dieser Stunde der Evolution hat sich ein Wunder vollzogen."

Ein Wesen hat seine Blutkraft für ein anderes geopfert. Auf der Erde hat sich damit die Liebe inkarniert. Wie ein irdisches Manna wird die Milch als ein lichtvoller Edelsaft vom Blut extrahiert. Mittels seiner ätherischen Kraft findet das junge Wesen den Wachstumsimpuls zu seinem erwachsenen Erscheinen und Verhalten. Bei allen Säugetieren findet dabei ein Kampf gegen die Schwerekraft statt, ein Ringen um die Leichte. Beim Menschen gipfelt dieser Prozess in der Entstehung der Ich-Gestalt: die Aufrichte.

„Die Milch trägt in sich die ätherische Essenz der Aufrichte."

Aufrichte: der Kopfpol, als Organ der geistigen Funktion des Denkens, erhebt sich in die Leichte zum Licht. Bei allen neugeborenen Säugern erscheinen Kopf und Gliedmassen in einem anderen Verhältnis zum Körper als bei den erwachsenen, und bei allen findet eine postnatale Gehirnreifung (die Ausprägung der Gehirnfalten) statt.

Auch ihr Verhalten zeigt einen charakteristischen Unterschied zu dem der Erwachsenen: Alle Säugetiere spielen in ihren jungen Jahren.

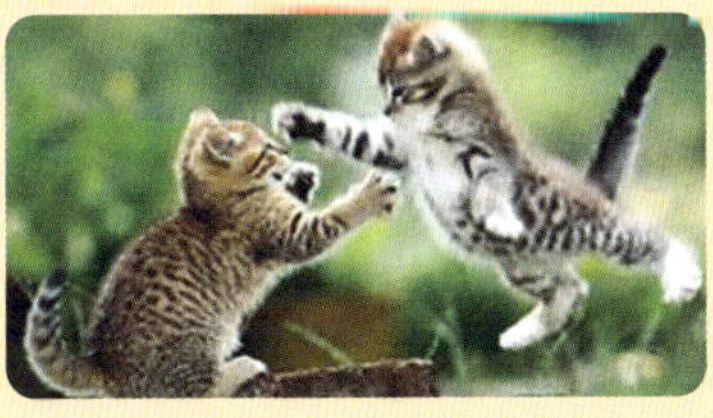
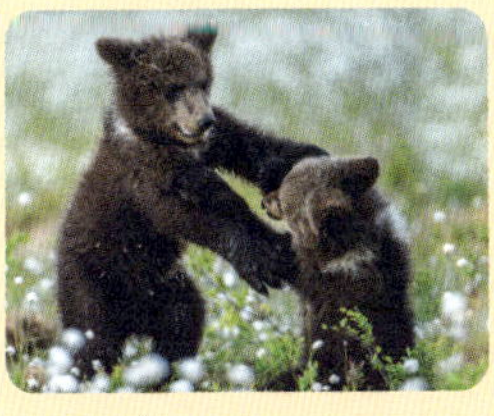
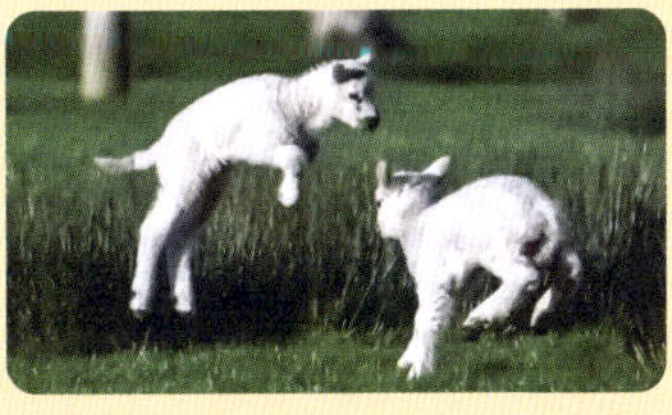

„Spielen ist eine Kraft des Denkens."

Gehen wir weiter: Die Tiere, die auf ihre rein tierische, naturgebundene Essenz verzichtet haben, die Haustiere, haben einen weiteren Schritt vollzogen. Ihre Erscheinung hat sich als Folge einer besonderen Plastizität differenziert, um menschliche Funktionen vertreten zu können – ebenso ihr Verhalten.

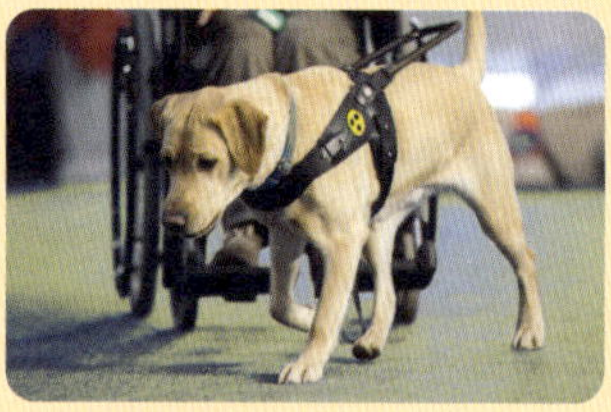
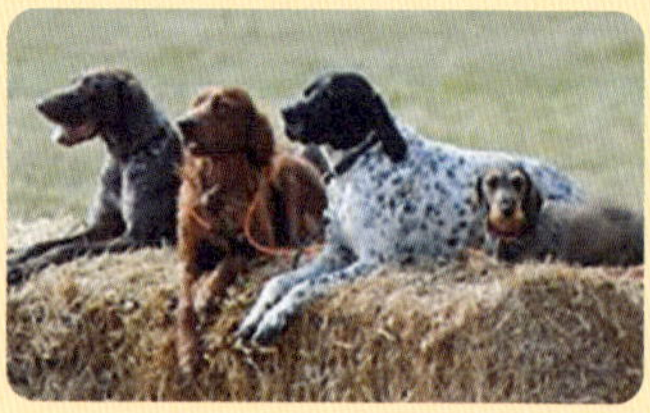
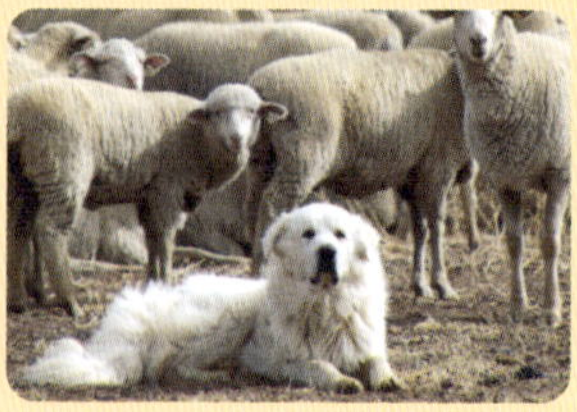

Beides, Erscheinung und Verhalten, hat sich von der reinen Tiernatur entfernt und nähert sich den menschlichen Funktionen an: Jagdhunde, Arbeitspferde, Milchkühe verstehen ihr Sein nur im Zusammenhang mit der menschlichen Welt.

Alle Haustiere zeigen, wie die Hunde verschiedener Rassen, ein anderes Verhalten und einen anderen körperlichen Bau je nachdem, welche Aufgabe sie innerhalb des sozialen Lebens des Menschen übernommen haben.[12]

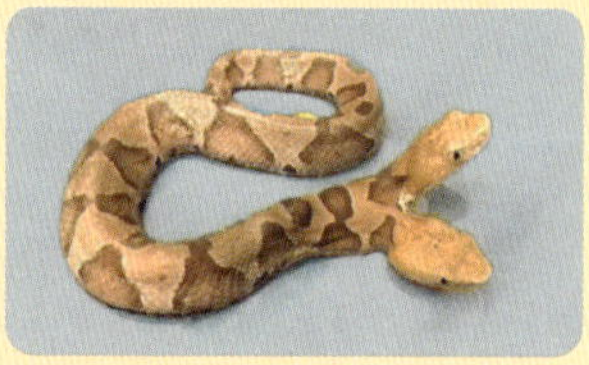

Manchmal treten abnormale Körpererscheinungen in der Tierwelt auf (siehe Doppelkopfschlange rechts). Bei keinem Wildtier aber wird ein abnormales Verhalten festgestellt. Spricht man von einem auffälligen Verhalten bei einem Haustier, geht es systematisch in Richtung einer Rückkehr zu seiner wilden, ursprünglichen, an die Naturkräfte gebundenen Essenz: zum Beispiel lässt ein Hund sich nicht dressieren, er frißt die Beute, die er zur Jagd bringen sollte; die Kuh stößt den Menschen mit ihren Hörnern, wie sie es in der Natur mit ihren Feinden machen würde.

Das Verhältnis von Erscheinung zu Verhalten folgt denselben Gesetzmässigkeiten in unserer Menschenwelt. Die Eigenschaften dieser Mechanismen sind nun umso ausgeprägter.

Kurz nach der Geburt erscheinen Kinder schon (etwas) differenziert und nach Tagen bzw. Wochen zeigt ihr Verhalten Merkmale, die sie von gleichaltrigen Kindern deutlich unterscheiden. Diese Tendenz wird sich im Laufe der gesamten Biographie stets fortsetzen.

All diese Phänomene stellen die zunehmende Differenzierung der Wesensglieder dar. Die Individualisierung dieser verschiedenen konstitutiven Strukturen zeigt sich bei uns Menschen mit besonderer Intensität.

---

12 | Am wenigstens ist dieses Merkmal bei den Camelidae (Dromedar, Lama...) ausgeprägt. Sie vertreten zwar eine taxonomische Gruppe, sind aber in einem Zwischenstadium verblieben, zwischen Wild- und Haustier.

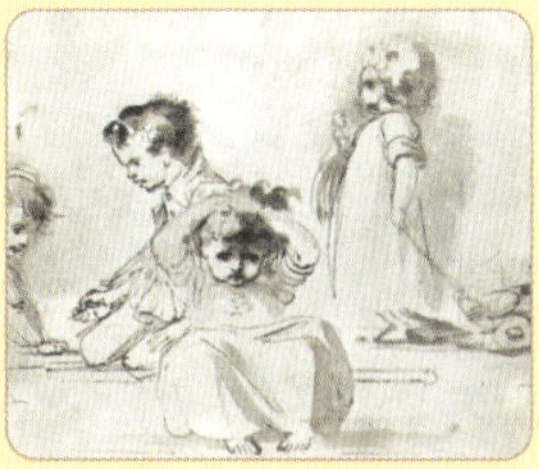 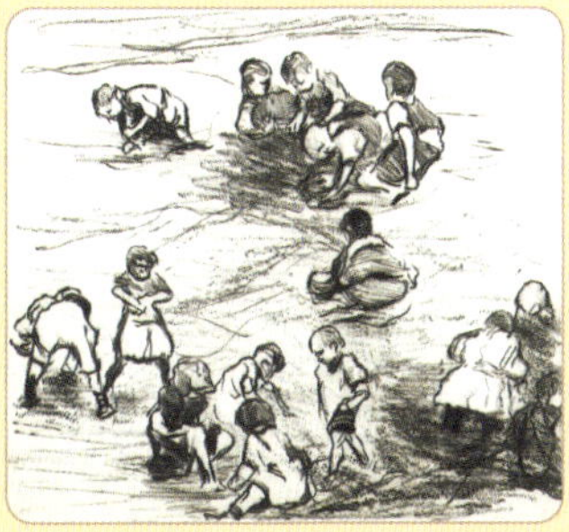 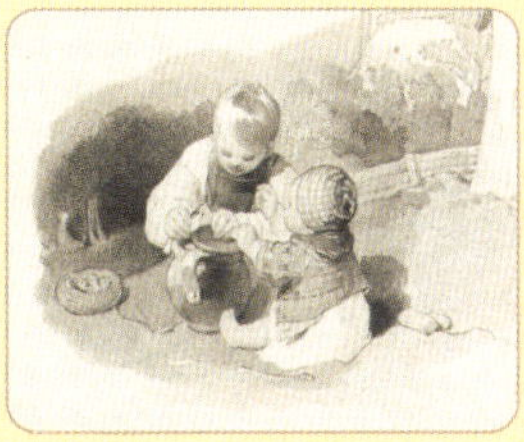

Ätherleiber werden sich langsam auf individuelle Qualitäten hin orientieren (Erscheinung), ebenso die Astralleiber (in ihrem Verhalten als sichtbare Konsequenz). Die menschlichen, ätherisch-körperlichen bzw. astralisch-seelischen individuellen Konstitutionen setzen sich im Laufe der zeitlichen Entwicklung innerhalb einer Biographie zunehmend durch.

Im Laufe der kulturellen Entwicklung der Menschheit gilt dieses Gesetz ebenso. Alle Angehörigen einer Sippe oder eines Stammes sehen in ihrer körperlichen Konstitution ähnlich aus (Erscheinung), und sogar die individuellen Willensimpulse (Verhalten) sind den Impulsen der Gruppe untergeordnet.

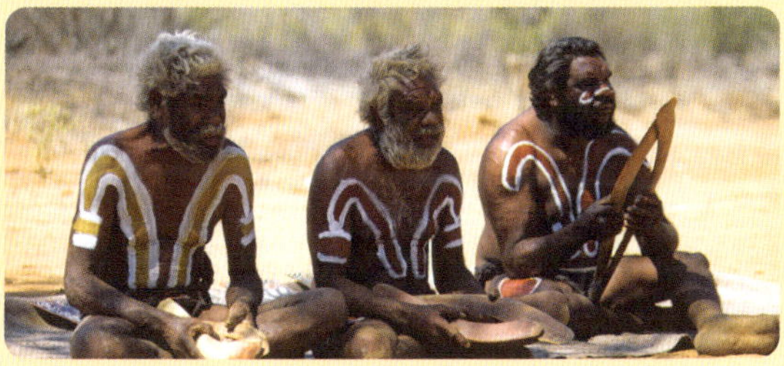 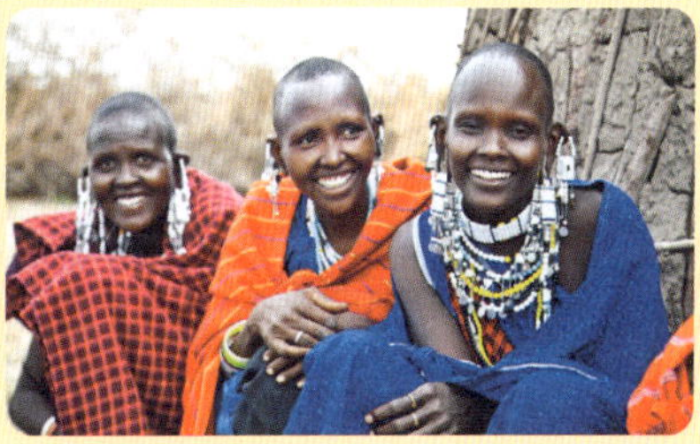

In allen Kulturepochen bot die gruppale Identität die Grundlage dafür, dass sich eine individuelle Identität entfalten durfte: ein gewisses Kleidungskonzept, bestimmte Frisurformen etc. kennzeichnen die Zugehörigkeit zu einer sozialen Gruppe, einem Beruf, einer nationalen Identität etc., der jedes Individuum persönliche Merkmale hinzufügt.

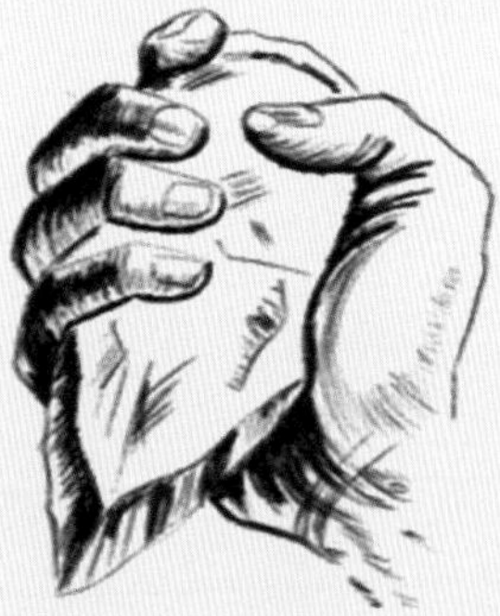

Wind, Hitze, Nacht, Flucht.
Fels, Bach, Baum, Busch.
Natur.
Möve, Robbe,
Wolf, Hirsch,
Du, wir.........
.......Natur.
Immer Natur.

Eines Tages klang die Stimme jener Formen in meinem Inneren:
Wolf, Hirsch, Fels, Bach... sind Natur.
ICH! bin von anderer Substanz.
Dann nahm ich die Natur in meine Hand.
Der Stein erhielt einen Sinn in meiner Welt.
Er diente meinem Impuls, die Natur in Kultur zu verwandeln.
Nacht, Bach, Hirsch, Baum. Sie haben eine neue Landschaft komponiert.
Nur für mich sichtbar.
Der Löwe, die Distel sehen die flexible Eleganz der Weide nicht.
Die Nacht versteht das Mysterium des Sternenflimmerns nicht.
Der harte Holzast ist sich nicht bewusst, wie er das Lebenselixier aus einem Körper heraus quillen lassen kann.
ICH, doch.
Über Jahrmillionen hinweg sind Fels, Bach, Löwe, Baum an die Materie gebunden.
Vorläufig, in ihrem Wesen vergesslich.

ICH aber...
Jeder Gedanke in mir hat meinen Geist mit meinem Körper verbunden.
Über Jahrmillionen hinweg.

Dann wurde es kalt, sehr kalt, in meiner natürlichen Heimat.
Das Sternenlicht hat sich, über Jahrtausende hinweg, ins Eis geprägt.
Wie ein Stempel. Wie eine Botschaft aus der Welt der Götter.

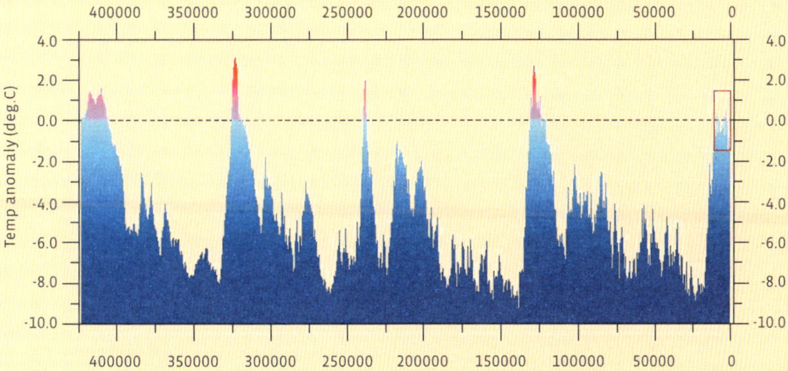

Temperaturschwankungen während der letzte Periode des Quatärnärs

Und ICH – Prometheus habe unter diesem Licht gelebt.
Bin geboren und habe Es vergessen, um aus dem Licht Leben zu schöpfen.
Alsdann ist mein Körper gestorben, und ICH - Prometheus habe Es erinnert.
Der Wolf, der Bach, der Fels, der Busch – noch einmal hat die Natur mich in ihrem Schoß getragen.
Meine Hände haben sie alle, den Wolf, den Fels berührt, und mein Gehirn hat meine Hände gedacht.
Über Jahrmillionen hinweg.

Wieder die Traumzeit.
Wie die Tierseele sich ohne Worte verbindet,
wie der Engel durch seine bloße Erscheinung wirkt,
zeigt die menschliche Individualität
ihre Mitte und ihre Peripherie
anders als der Rest der Menschen.
Damit stellt sie sich und den Mitmenschen
eine Aufgabe,
wo nur die Liebe als Sprache gilt.

Diese Entwicklung auf der irdischen Ebene war von einem Urbild der Reifung der Menschenseele begleitet.

Sobald sich die ersten Urmenschen aufrichteten (Australopithecus afarensis vor 3,6 Milliarden Jahren), hat sich die Kraft der Menschenseele auf dem ätherischen Plan verdichtet. Der Klang der Geister der vier Himmelsrichtungen hat die Natur erfüllt und der Mensch wurde sein Empfänger.

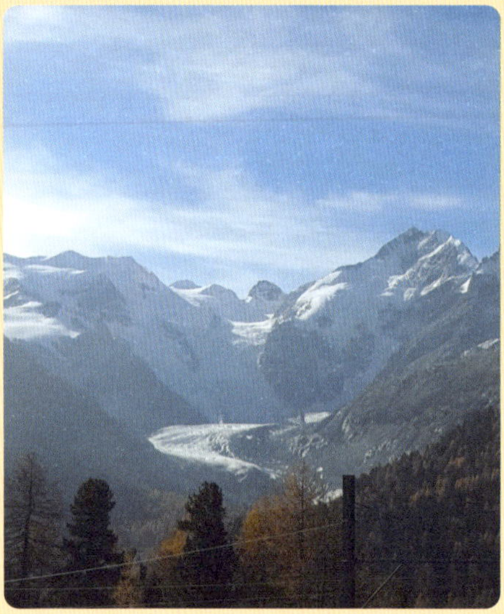

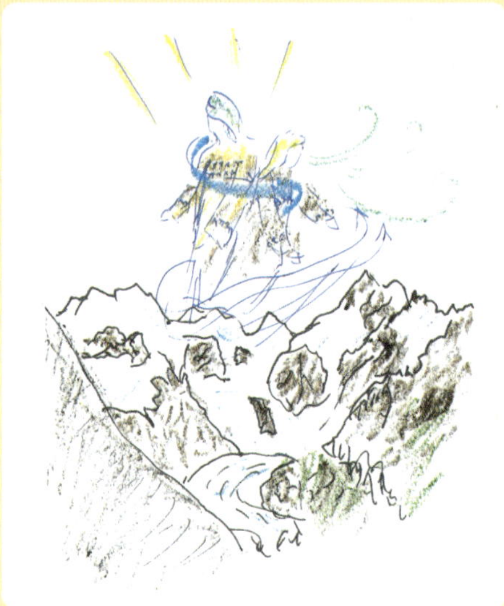

Gletscher Verdret de Montarazzi (Bernina), Sicht von Montebello

Bis zur ersten Zeit der Steinwerkzeuge vor 2,58 Jahrmillionen hat der Homo habilis seine Hand anders zu nutzen geübt. Von da an wurde nicht mehr direkt der entfernte Klang der hohen Geister der vier Himmelsrichtungen vernommen. Dieser Klang wurde von Ortsgeistern übernommen: dem Gott Wind, dem Gott Hirsch, dem Gott Löwe.... Der Klang hat sich differenziert und mit ihm das Verhalten der Menschen, ebenso die Natur – dieses Mal nicht nur durch Temperatur- oder Klimaänderung.

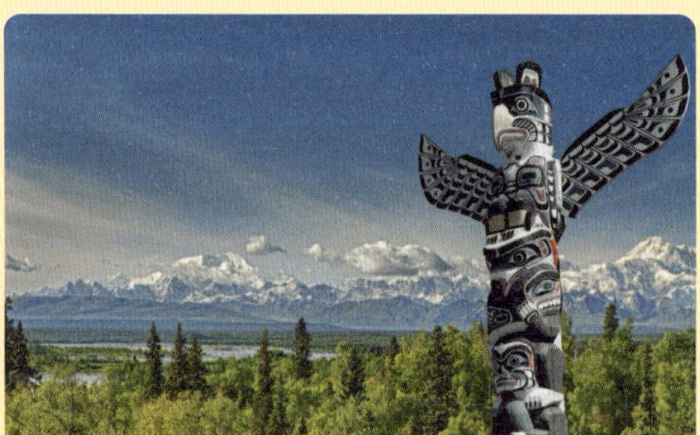

Amerindisches Totem

Die Menschen haben einen anderen Naturklang gesucht. Sie sind gewandert. Neue geologische Grundlagen haben die Erweiterung ihrer schon feinen geistigen Funktionen unterstützt.

Während auf dem irdischen Plan Menschen in steinzeitlichen Kulturen lebten, beteiligten sich auf den ätherischen Höhen Edelfiguren an der kulturellen Entwicklung, manche in Bezug auf die Naturgestalt (wie zum Beipiel in Borgonovo, bei Val Chiavenna), andere auf einer feinen geistigen Ebene (wie zum Beispiel auf der Bernina). Heute ist ihr Nachklang noch wahrnehmbar.

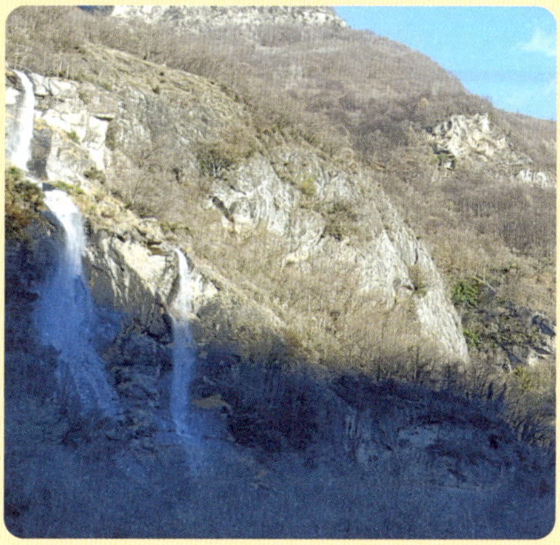

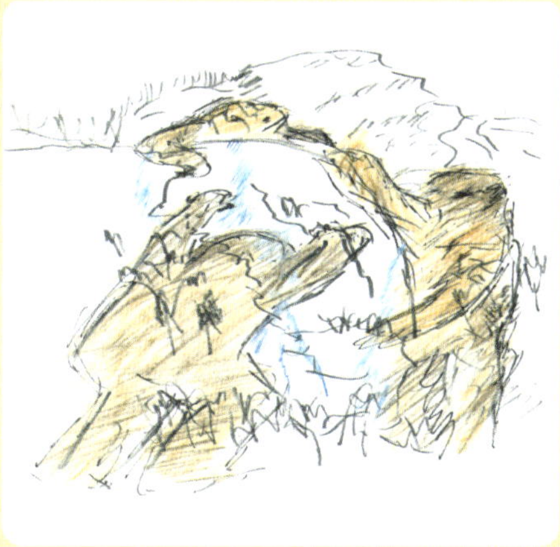

Val Chiavenna – Aquafraggia „Le Marmitte dei Giganti"

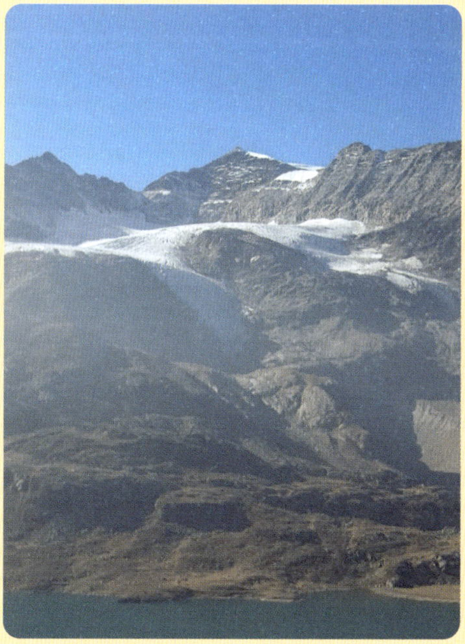

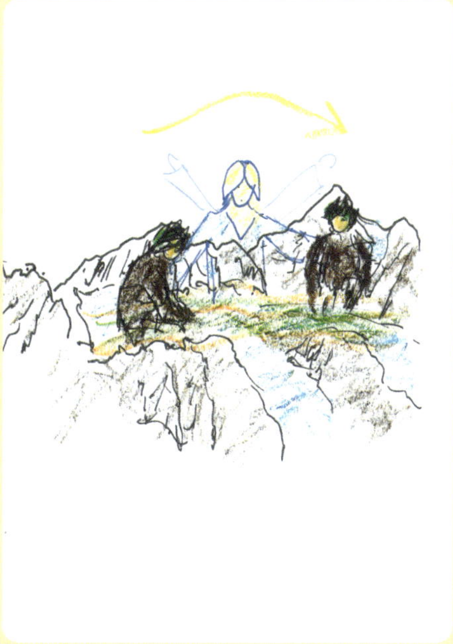

Gletscher Cambrena beim Ospizio Bernina

Auf dieser Wegstrecke haben sich die irdischen Individualitäten zunehmend differenziert. Ihre Leiber sind gestorben. Ihre Angehörigen haben den Übergang der Seele ins Jenseits gepflegt. Und die Seelen haben neue Schritte gemacht. Dafür haben sie neue physische Leiber beseelt.

Das Karmaprinzip, so wie wir es heute verstehen, wirkt ab hier als Individualisationsprinzip.

> *Geh deinen unmerklichen Schritt, ewige Vorsehung! Nur lass mich dieser Unmerklichkeit wegen an dir nicht verzweifeln. – Laß mich an dir nicht verzweifeln, wenn selbst deine Schritte mir scheinen sollten, zurück zu gehen! – (...)*
> *Du hast auf deinem ewigen Wege so viel mitzunehmen! So viele Seitenschritte zu tun! – Und wie? wenn es nun gar so gut als ausgemacht wäre, daß das große langsame Rad, welches das Geschlecht seiner Vollkommenheit näher bringt, nur durch kleinere schnellere Räder in Bewegung gesetzt würde, deren jedes sein Einzelnes eben dahin liefert?*
> *Nicht anders! Eben die Bahn, auf welcher das Geschlecht zu seiner Vollkommenheit gelangt, muß jeder einzelne Mensch (der früher, der später) erst durchlaufen haben. – „In einem und demselben Leben durchlaufen haben? (...)“*
> *Das wohl nun nicht! – Aber warum könnte jeder einzelne Mensch auch nicht mehr als einmal auf dieser Welt vorhanden gewesen seyn?*
>
> *Gotthold Ephraim Lessing, „Die Erziehung des Menschengeschlechts“, hrsg. 1780*

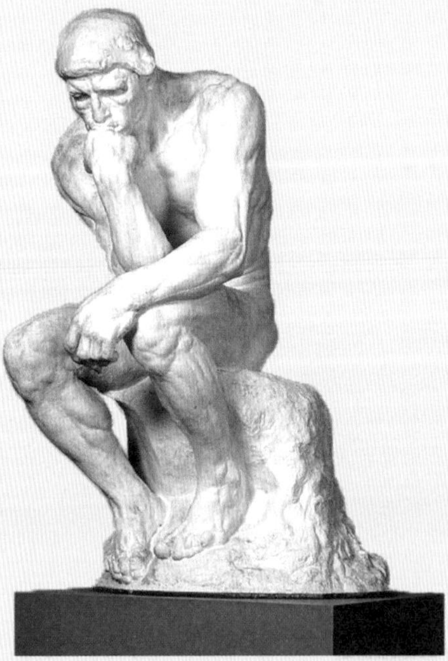

Die Biographie ist die Geschichte einer Individualisation.

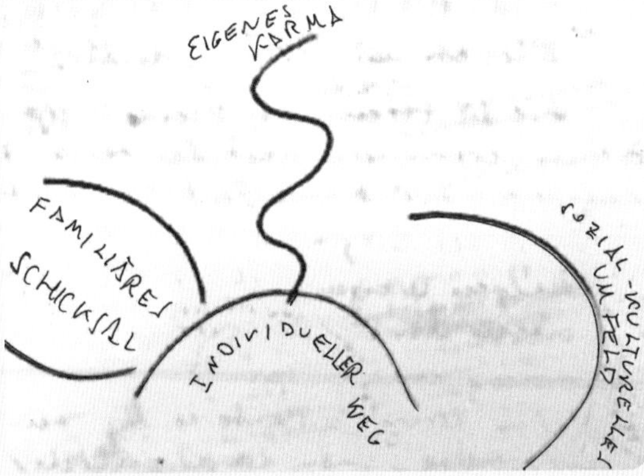

Drei Faktoren bedingen diesen Prozess:

- Eine Individualität folgt in ihrem Schicksal den Impulsen ihres individuellen Karmas.
- Sie wird in eine Familie geboren
- und diese in ein bestimmtes kulturelles Umfeld.

Von Kindesbeinen an bis ins späte Alter ist der Mensch mit diesen drei unwiderruflichen Begebenheiten konfrontiert. Die einzige Variable in dieser Auseinandersetzung liegt im Zusammenspiel seiner Wesensglieder.

> Eine Einbahnstraße.
> Raum, Umstände,
> soziale Einstellung, äußeres Aussehen....,
> alles kann der Mensch in seinem Leben beeinflussen.
> Alles, bis auf den Fluss der Zeit.

Wie die Kinder den kleinen Welpen mit sich ziehen, ihn zwingen, an der Leine zu gehen, zieht die Zeit im Laufe der Biographie die Menschenseele mit sich. Die Welpen weigern sich, ringen, bis sie das Spiel erlernen – bis sie lernen, das Spiel „Freiheitsraum / Freiheitsgrenze“ mitzuspielen.
Jeder dieser drei Faktoren folgt seinen eigenen Gesetzen. Und auch die körperlich-geistige Struktur des Menschen hat ihre Erfordernisse.

Schwarze und weiße Figuren ringen, scheiden aus, setzen sich durch – in diesem pluridimensionalen Schachspiel. Manchmal erobert sich ein schwarzer Arbeiter ein weißes Feld. Manchmal ist es ein schwarzer Turm.

Und die Seele ringt – ringt darum, den König zu verteidigen.
Dann droht das Schachmatt.
Die Seele macht eine Rochade. Und der König gibt seine Freiheit ab.

Der Verstand webt im Denken,
daher erkrankt er nie.
Er ist aber der Empfindung unterstellt.
Die Empfindung wurzelt im Willen.

Daher besitzt sie das Potential zur Brandstiftung.

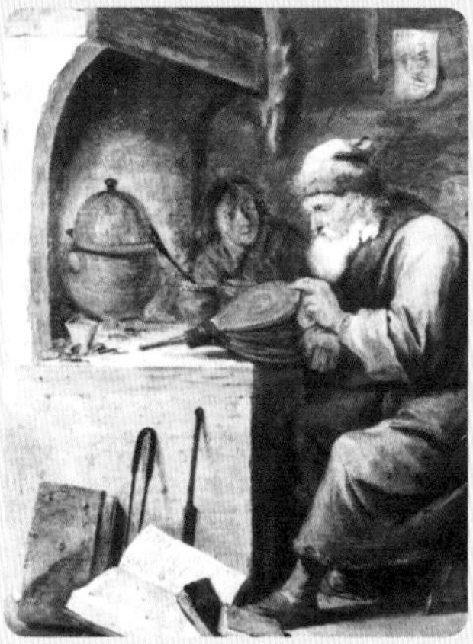

„Und also ist das Denkorgan das wahre Tribunal des Verstandes, ebenso diesem unterworfen, als dieser ihm unterworfen ist. Ganz ist er dann abhängig bis auf die Aufmerksamkeit. Darum kann die Verwirrung der Geister in der Krankheit, wenn sie bis in dieses Organ hinein fortgepflanzt wird (und wie leicht wird sie das), den Weisesten zum lächerlichsten Thoren, den Denker zum Einfaltspinsel, den Sanftmüthigsten zu einer Furie umkehren."

Friedrich Schiller, Medizinische Schriften

Teil 3

Bewußtseinsfeld Psychiatrie und Heilpädagogik

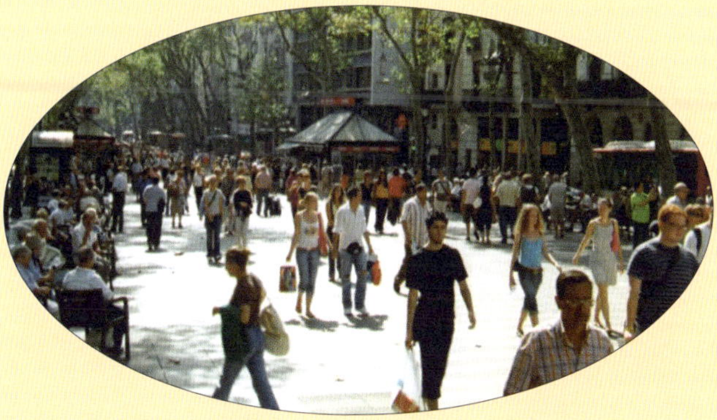

Das alltägliche Brot,
die Lebensfreude.
Der Schweiß deiner Stirn,
die Nächstenliebe.
Ersteres verdienen wirst du nur,
wenn der Glanz deines Herzens
mittels Letzterem
die Welt der Menschen
veredelt – ziert.

Die Suche nach der eigenen Individualität auf ihren Sonderwegen zur Vollkommenheit

Unvoreingenommen betrachtet sieht man:
Unter allgemeiner Akzeptanz wird eine
die Seele belastende Verwirrung
als seelische Gesundheit verstanden,
wie z. B. der wirtschaftliche Egoismus.
Rebelliert aber der Schrei der inneren Verzweiflung
gegen die allgemein angenommenen, die Seele erwürgenden Normen,
dann wird es als psychische Störung bezeichnet,
wie es z. B. bei manchen Klimaaktivisten der Fall ist.

So spricht Vernunft.

Vollkommenheit – die Seele strebt nach Erfüllung. All die vorher beschriebenen Evolutionsschritte wurden in das menschliche Wesensgliedergefüge integriert. Nichtsdestotrotz treibt uns der Vollkommenheitssinn, die ersehnte Geisterfüllung weiter. Diese läßt sich nur im Umgang mit der Gesellschaft vollziehen. Manchmal ist es so, dass die besonderen Bedürfnisse einer Seele auf dem Weg zu ihrer Vollkommenheit für die Mitmenschen rätselhaft wirken.

In Teil 1 haben wir zwei Grundbilder gesehen:

Frau N. (Seite 9) hat eine gesunde seelische Konstitution und wird trotz allem auf dem Weg zu ihrer Vollkommenheit durch den Druck der Außenwelt aus der Bahn geschleudert.

Ganz anders Herr H. (Seite 22). Er sucht den Weg zu seiner Vollkommenheit mittels einer seelischen Konstitution, die ihm eine selbständige Lebensführung verunmöglicht, die er sich aber schon vorgeburtlich ausgesucht hat.

Im Sozialen wird Frau N. als F 20.0 (paranoid psychotisch) wahrgenommen, Herr H. als F 84.5 (Asperger-autistisch).

Beide stehen in einer psychiatrischen Behandlung. In dem einen Fall haben wir eine medizinische bzw. pathologische Situation (auf der Ebene der inneren Medizin), in dem anderen stehen wir vor dem Anspruch einer pädagogischen Begleitung dieser Individualität in seiner jetzigen Biographie (auf der heilpädagogischen/sozialtherapeutischen Ebene).

Das ist der größte Fehler bei der Behandlung von Krankheiten, dass es Ärzte für den Körper und Ärzte für die Seele gibt, wo beides doch nicht getrennt werden kann. (Platon)

Trotzdem werden beide unter Psychopharmaka gestellt, beide Zustände, trotz ihrer unterschiedlichen Natur, einer einheitlichen Behandlung unterzogen. Erscheinung und Verhalten verlassen den Weg der Individualisation und kehren zurück ins Wesen des Gruppalen (siehe Fußnote Seite 20).

Beide beanspruchen die Erfüllung ihrer Hüllenfunktion durch ihre Mitmenschen, beide befinden sich in ihrem Entwicklungszustand in diesen (notwendigen) Kategorien unter dem Urteil einer Art „lebenslänglichen Haftstrafe", was zur Sackgasse auf dem Weg zur Vollkommenheit geworden ist. Trotz ihres relativ jungen Alters ist keine weitere Entwicklung absehbar.

Unsere Gesellschaft übernimmt die Aufgabe, ihnen eine würdige Hülle zu vermitteln, und somit die Verantwortung für ihr Schicksal. Wege werden gesucht.

Untersuchen wir die bisher dargestellten tieferen Organe der menschlichen Wesensglieder, können wir möglicherweise neue Wege finden in der Begleitung dieser Individualitäten auf ihrem Sonderweg zur Vollkommenheit.

Dieses Urteil auf Lebenszeit „psychisch krank" lässt sich in Frage stellen. Eine autonome Lebensführung dieser Menschen, in welchem Ausmaß auch immer, bis hin zu einer kompletten Rehabilitation, ist Sinn und Ziel der Ästhetischen Heilkunst.

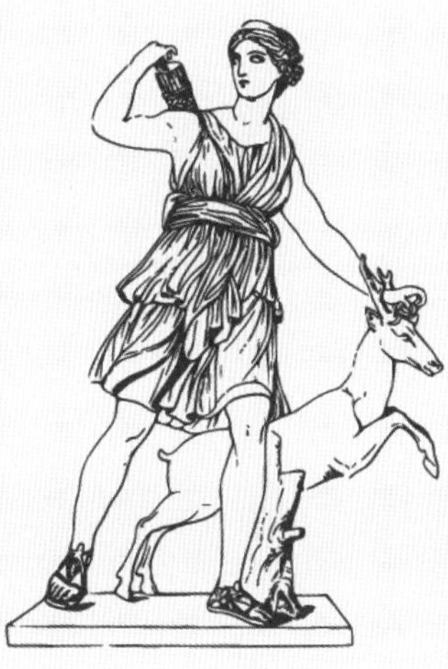

Geist und Erscheinung

Nur auf dem Hintergrund von Erkenntnismangel erscheint uns die Welt rätselhaft. Das Aufstehen der Haare am Unterarm im Kontakt mit Bernstein war immer rätselhaft, bis zu dem Zeitpunkt, an dem die Menschen die Elektrizität definiert haben. Heutzutage hat sich der elektrostatische Effekt in unser Leben integriert und sogar in eine wertvolle Grundlage verwandelt. Möglich war dies – nur durch Erkenntniserweiterung. Sie hat die Lösung des Rätsels hervorgebracht.

Grundbedingung für die Lösung der Welträtsel ist, die Realität als Grundlage der Gedanken zu pflegen. Diesem Gedanken folgend soll die Theorie uns weiterhelfen, die Welt zu verstehen und zu erinnern. Manchmal wird versucht, die Theorie vor die Realität zu stellen, diese an jene anzupassen; dann trennen wir uns selber vom Erkenntnisweg ab. Wir machen uns zum „erinnerungslosen Prometheus".

Das soziale Paradigma scheint sich heutzutage in manchen Bereichen nach diesem letzten Modell zu entwickeln. Im Rechtsleben werden Gesetze entwickelt, die der Menschenwürde widersprechen: Im Süden der USA sitzen vierjährige Kinder (Juni 2018), a l l e i n g e l a s s e n, von ihren Eltern gewaltsam isoliert, vor einem Richter unter der Anklage illegaler Einwanderung.

„Legalität und Legitimität werden somit voneinander getrennt."

Wo sich die Kunst immer in ihren natürlichen Wurzeln (der geistigen Dimension) auf Veredelung der Schönheit gerichtet hat, zeigen moderne künstlerische Erscheinungen eine Suche nach Genialität (mittels Originalität) unter Ausschaltung der Schönheit: Menschliche Gerippe oder Leichname werden unter dem Fokus einer starken Beleuchtung in einem Museum ausgestellt. Man nennt es „moderne Kunst". Sicher originell. Eine solche Erscheinung vernachlässigt jedoch die Realität: Genialität zeigt die tiefe, kosmische Wahrheit, die der Realitätserscheinung zugrunde liegt.

Genialität lässt sich nicht erfinden,
weder rational, noch emotional.
Ein Kunstwerk ist umso genialer,
je ferner es der sichtbaren Realität liegt
– die unvermeidbare Bedingung erfüllend,
einer entsprechend tiefen Wahrheit zu dienen.

Psychiatrie: die Diagnose des Schönen

Die tatsächliche Erscheinung des Menschen, so abnormal sie manchmal aussehen kann, trägt in sich verborgen einen spirituellen Kern, so wie der Wald den edlen Hirsch vor unseren Augen versteckt.

Die Ästhetische Heilkunst sucht diesen Kern, um ihn ans Licht zu rufen. Auf ihrer Suche weist ihr die tiefe Natur des Menschen den Weg.

In jedem Menschen lebt eine individuelle Form von Schönheit. Ihre Verborgenheit scheint uns rätselhaft. Die Erkenntnis der wahren Natur des Menschen ist unentbehrlich, um das Rätsel zu lösen.

Dies ist das Leitbild der Diagnose im Sinne der Ästhetischen Heilkunst:

Wo ist mein Platz?
Wo gehöre ich hin?
„Liebe deinen Nächsten wie dich selbst."
Bin ich verhindert, meinen Mitmenschen zu lieben, dann...
... dann ist auch die Liebe zu mir selbst verhindert,
... dann geht auch die Treue zu meinem tiefen Wesen verloren.

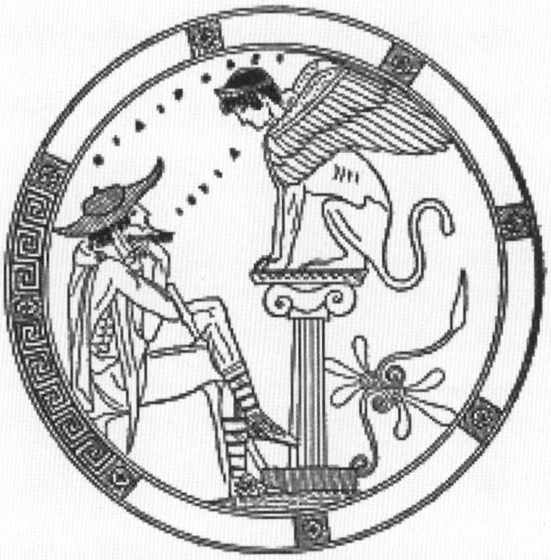

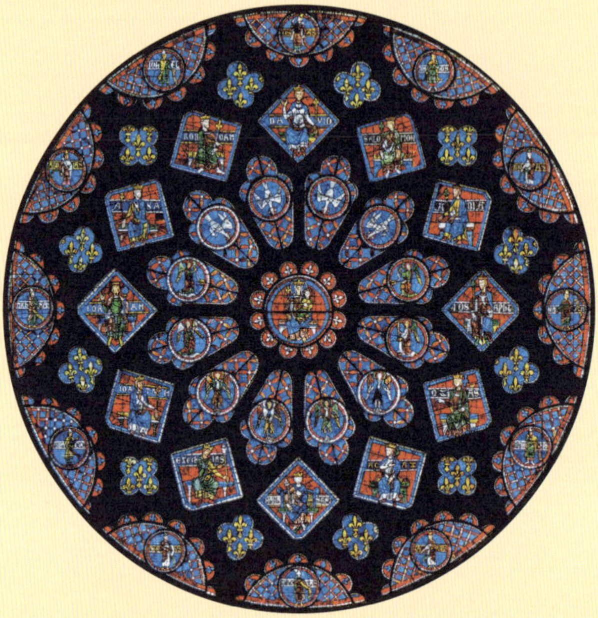

„Im Urbeginne war das Wort."
(Joh. 1,1)

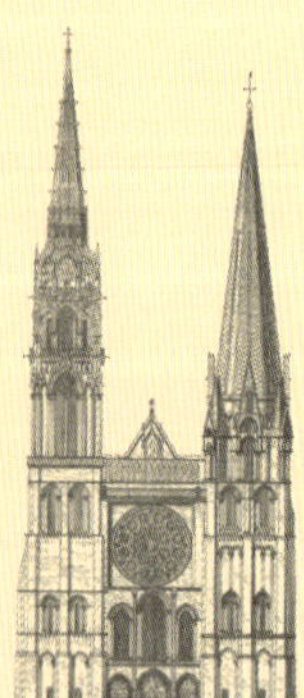

Kathedrale von Chartres

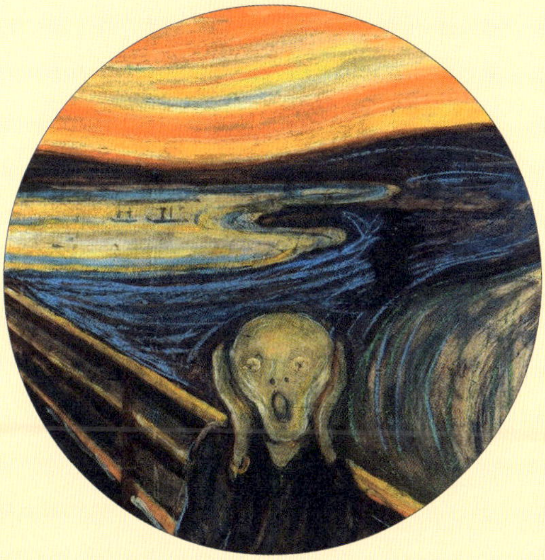

DIE KRALLE DES INNEREN…

… Stimmen in Zwang

Innerhalb der menschlichen Physiologie findet die Ich-Funktion ihren innigsten Verwalter im Immunsystem. Funktioniert dieses System in einer irregulären Art und Weise, kann es zu pathologischen Erscheinungen kommen, wie zum Beispiel die Verkennung des eigenen Insulins einen immunbedingten Diabetes zur Folge hat. Virale Infekte werden dadurch möglich, dass der Virus manche biochemischen Rezeptoren (u.a. die der immunitären Zellen) nutzt, ohne dass der Organismus sie als fremde Pathogene erkennt (z.B. das Enzym DPP4, Dipeptidylpeptidase 4, als Eingangstor für den MERS-Co-Virus, sowie den Rezeptor ACE 2, das Angiotensin-konvertierende Enzym 2, für den SARS-CoVirus).

Vergleichbar mit der Bedeutung des Immunsystems für die Ich-Funktion findet die Menschenseele ihren Mittelpunkt in der Physiologie des Klangsystems. Und im gleichen Gedankengang kann man verstehen, wie unter Umständen auch das Wort im Klangsystem selbst „verkannt" werden kann – mit der selben Konsequenz des Auftretens von Pathologien.

> „(…) – man versetze die Seele in den Zustand des physischen Schmerzes. Das war der erste Stoß, der erste Lichtstrahl in die Schlummernacht der Kräfte, tönender Goldklang auf die Laute der Natur. (…), und so hilft tierische Empfindung das innere Uhrwerk des Geistes, wenn ich so sagen darf, in den Gang zu bringen. Der Übergang von Schmerz zu Abscheu ist Grundgesetz der Seele. Der Wille ist tätig, und die Tätigkeit einer einzigen Kraft ist hinlänglich, alle übrigen in Wirkung zu setzen."
>
> *Friedrich Schiller, Medizinische Schriften*

Die Seele des Menschen lebt und erfüllt sich in der Auseinandersetzung mit der Aussenwelt. Dabei empfängt sie Impulse, die in ihren Tiefen Verwandlung erfordern, sogar erzwingen. Nach solcher Verinnerlichung bleibt ein feinster Teil dieser äußeren Impulse als eigene „Substanz“ in ihr. Ein anderer – gröber in seiner Natur – verbindet sich nicht mit dem eigenen Wesen. Er wird zum Fremdkörper und muss ausgeschieden („verabscheut“) werden.

Dieses betrifft das Seelenleben, ist von der körperlichen Physiologie aber nicht zu trennen.

Der physische Leib bewerkstelligt diese Absonderung physisch substantiell: über die Urinausscheidung, Schweißbildung etc. Die Seele soll sie über viel feinere Wege gewährleisten. Der seelische Ausdruck, die seelische Äußerung erfolgt nur über Wege, die die Seele tief mit ihrem geistigen Kern verbinden: über den Klang bzw. über das Wort.

Das Wort erfreut die Stimme, die es verbirgt,
wie das Spiel das Gesicht des Kindes,
das Wort schwimmt in den Luftwellen der Welt,
wie der Vogel in seinem freien Flug.
Wie ein geheimes Echo schenkt es die Welt mir zurück,
wie eine Offenbarung.
In der tiefsten Substanz meines Körpers,
wie ein Michelangelo appassionato,
bildet es mein Geist.

Manchmal sind die Impulse der Außenwelt dermaßen überwältigend, dass die der Physiologie zur Verfügung stehenden Wege zur „Abscheu“ überfordert werden:

Eine Feldstudie über mit Fremdstimmen belastete (also psychisch kranke) Menschen beobachtet:

- insgesamt 9 Personen, in der Teilung von 3 Männern und 6 Frauen
- davon 7 Fälle mit dem Diagnoseepigraph F 20.0 (paranoide Schizophrenie), bei vieren davon zusätzlich F 60.31 (Persönlichkeitsstörung, Borderline-Typ)
- von den insgesamt 9 Personen haben 7 einen Missbrauchshintergrund in familiärem Rahmen
- 2 Fälle eine Belastung rein karmischen Ursprungs
- nur 1 Patient hat eine tiefe konstitutionelle Schwäche – nicht aufgrund der eigenen Konstitution, sondern aufgrund des tiefen drogentoxischen Zustandes der Mutter, auch zur Zeit der Geburt
- die anderen 8 Patienten in dieser Studie besitzen eine grundsätzlich gesunde seelische Konstitution

Im Logosklang, im Wort, findet der Mensch seine Ganzheitlichkeit.

Unausgesprochene Worte
können Tränen werden.
Ungeweinte Tränen
.... können die Seele aus dem Körper reißen.

Die Seele vermittelt der Außenwelt ihre eigene Lebensdynamik in einer universellen Sprachform. Durch diesen Freiheitsakt gestaltet der Mensch seine Welt in den zwei einzig möglichen Varianten, nämlich konstruktiver oder (durch Unbewusstsein geprägt) destruktiver Art. Wird dieser Prozess verhindert, bleibt das Wort gefangen – gewinnt an innerer Anwesenheit und Gewichtung und bildet somit eine dritte, das Innenwesen destruierende Variante.

Aus dem Kosmoshimmel
klingt das Wort.
Es lebt in den Naturkreisläufen,
veredelt wird es in den Kulturerscheinungen,
Schöpfung erziehend.
Das Wort freut sich in der Menschenstimme
und braucht sie als prachtvollen Träger,
um im Weltenherz
sein Wesen zu finden.

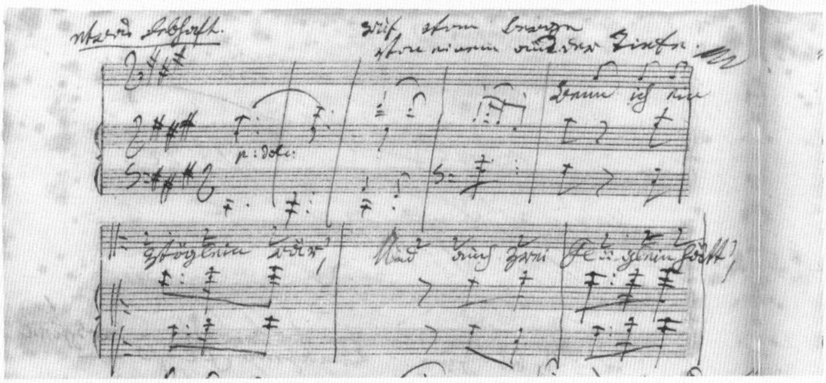

Beetruf vom Berge, Handschrift Ludwig van Beethovens

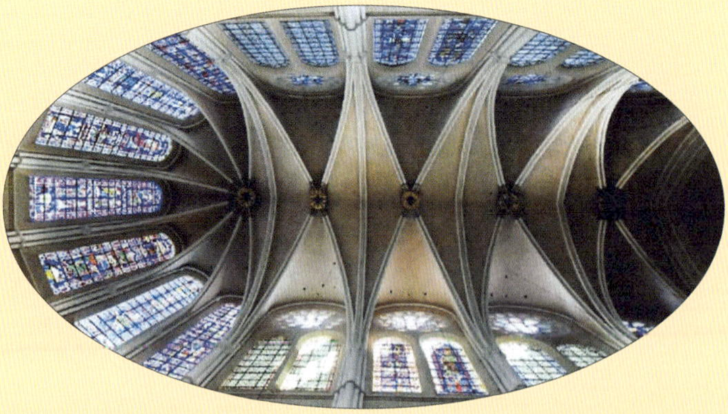

Ein Organ rein ätherische Natur – das Klangsystem

„Ich möchte Ihnen, um allmählich unsere Gedanken hinüberzuführen zu der wesentlichen Natur eines Absonderungsprozesses, zunächst einen anderen Begriff vorführen, der allerdings nur eine entfernte Ähnlichkeit mit dem Absonderungsprozesse hat, uns aber dazu führen kann, nämlich den Begriff des Gewahrwerdens unseres Selbst."

Rudolf Steiner, Eine okkulte Physiologie, 5. Vortrag

In der Sprache verbindet sich der Mensch mit seinen seelischen Tiefen. Will der Mensch sich der Welt gegenüber äußern, setzt sich in seiner Physiologie ein komplexes System in Gang.

Es beginnt damit, dass ein warmer Willensimpuls aus der Tiefe der Seele blüht und gedeiht. Unmittelbar wird er in eine Rythmushülle eingebettet, um von der Luft wahrgenommen zu werden, um in ihr erklingen zu dürfen. Würde es dabei bleiben, wäre der Mensch ein Vogel. Nun ist es so: Beim Vogel sind Ziel und Inhalt des Gesangs Verzierung der Natur, eine Durchlebung der Natur mit harmonischen Klängen. Der Mensch aber ist kein Vogel. Der Mensch denkt.

Denken ist wie zweimal leben.
(Cicero)

Der Gedanke ist jedoch nicht Ziel an sich. Die Seele erkennt in dem Gedanken einen Triebimpuls, der unbedingt in die Welt will. Sie braucht dafür einen Willensträger.

Ohne ihn kreiste sie in ihrem eigenen Weltall und geräte in Verwirrung. Ihr Raum würde immer enger und könnte unter Umständen das innige Gerüst der Seele arg gefährden.

Jetzt hat der Gedanke einen Träger: Warme Luft steigt in die Luftröhre, erreicht die Stimmbänder. Sie sind zum Klang aufgefordert.

Leerer Klang ?
Sicher soll, darf er die Welt verzieren.
Nur das ?
Wie der schöne Gesang des Vogels ?

Die rhythmisierende Dynamik, die am gesamten Trachea/Larynx-System bis ins Anatomische beteiligt ist, entspricht der Dynamik, die in den flüssigen interzellularen Räumen (Interstitium) die Absonderung der gestauten Lymphprozesse gewährleistet.

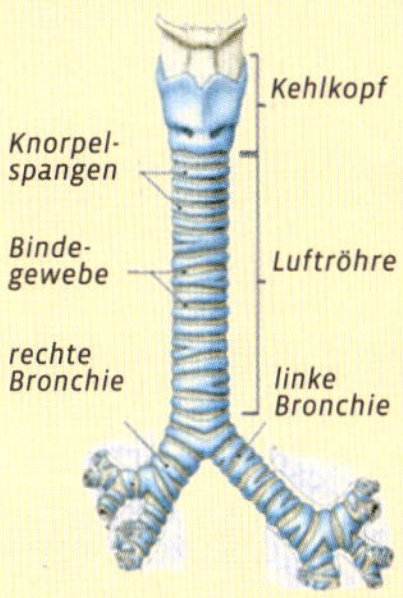

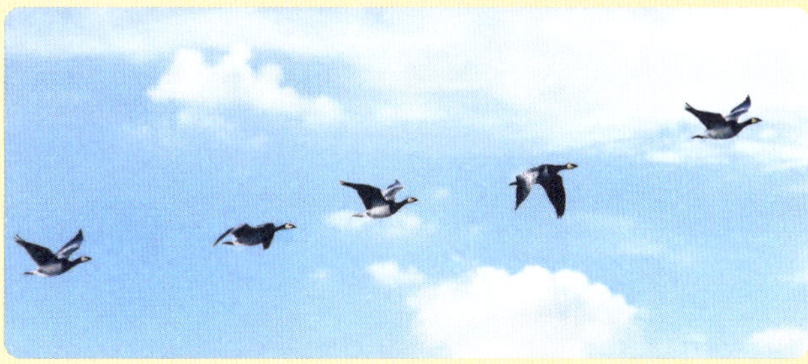

Eines bleibt dem schönen Tier unerreichbar: seine unglaubliche Leichte, die unberechenbare Geschwindigkeit seiner Flügel, seine in der Luft glänzende Farblichkeit, die welterfüllende Präsenz seiner Stimme – Kontur gibt all diesem die menschliche Schöpfung: der Gedanke.

Das, was der Inder sang,
das, was der Sumerer kultivierte,
das, wonach der Ägypter seinen kosmischen Bau ausrichtete,
hat der Grieche hinter der Prósopon gesagt,
auf dem Kothurn über die Erde erhoben.
Damit hat Schiller die Nächte Goethes erhellt.[13]

13 | Goethe über Schiller: „Seine durchwachten Nächte haben unsere Tage gehellt."

Der Träger des Wortes ist das Klangsystem. Im physischen Leib wandern die Gallenkräfte durch das gesamte Stoffwechselsystem, Wärme erzeugend. Sie tun es in einer Kreislaufdynamik: dem enterohepatischen Kreislauf von Gallesäften und Gallensäure. Ein minimaler Teil davon geht in einer groben Ausscheidung verloren (10% Bilirubin, 5% Gallensäure). Der Rest dieser Kräfte durchläuft die gesamte Physiologie, das rythmische System wie den Nervenpol, unermüdlich, und verbindet sich dadurch mit dem Luftigen und Wässrigen des Ätherleibes.

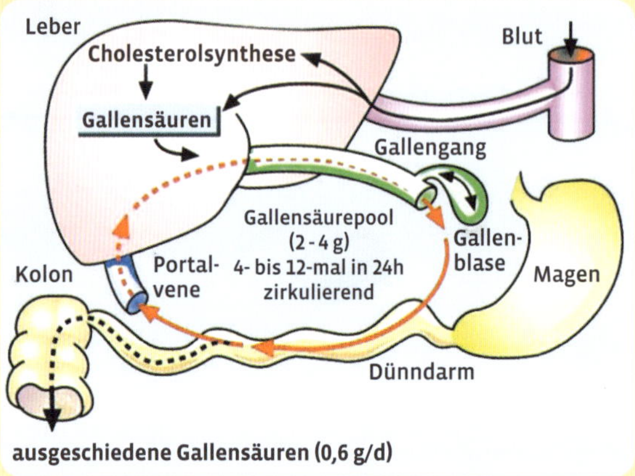

Blutkräfte, die drei Monate lang den ganzen Körper beleben und erleben (die Erithrozyten), zerfallen und liefern ihr Edelschwert aus, das Eisen, damit erneut andere Blutkräfte bzw. Blutkörperchen es wieder schmieden können. Dieses Eisenschwert war von einer Faust umgriffen, dem Strukturträger Stickstoff, in Form eines Porphyrin-Ringes (der Gruppe Häm o). Dieser sieht sich wieder im Blut befreit. Er ist klein, kaum 35 Tausendstel der Größe des ganzen Hämoglobin, trägt in sich jedoch den Keim einer Sprengkraft (den N Stickstoffring).

Aus ihm wird ein wesentlicher Klangträger erzeugt: das Bilirubin. Auf dem Weg zum Klangsystem muss es eine Zwischenstufe durchqueren. Um wieder im Bereich des Ich, mit dem karmischen Hintergrund der Individualität sich verbindend (siehe S.23), in der Leber landen zu können, nachdem es den Blutraum verlassen hat, verbindet es sich mit der Doppelgängerkraft, die die dunkle Seite der Seele stiehlt – begehrt.

Diese Doppelgängerkraft sammelt die Errungenschaften des Ich im Blut – auf ihren eigenen Zweck hin orientiert. Bevor das Bilirubin in die Leber gelangt, muss seine Kraft in der biochemischen Zwischenstufe Biliverdin verhaftet werden. Es dauert nicht lange, bis das Biliverdin[14] seine definitive Verwandlung in Bilirubin erreichen wird, manchmal aber .... lang genug.

14 | Das gesamte Biliverdin- / Doppelgängerkraft -System findet in der künstlerischen Vision Michelangelos (Sixtinische Kapelle) als hängendes Gespenst unter der Figur des Bartholomäus seine Darstellung (siehe Bild: rechte Seite). Indem es rein irdischer Natur ist, ist es nicht berechtigt, in himmlische Gebiete aufzusteigen. Daher erscheint es seines Inhaltes entleert.

Braucht die Verwandlung von Hämoglobin (Blutkraft) zu Bilirubin (Klangträger) über Biliverdin (Doppelgängerkraft) unphysiologisch lang, kann das letztere ungesteuert das Nervensystem erreichen und vergiften.

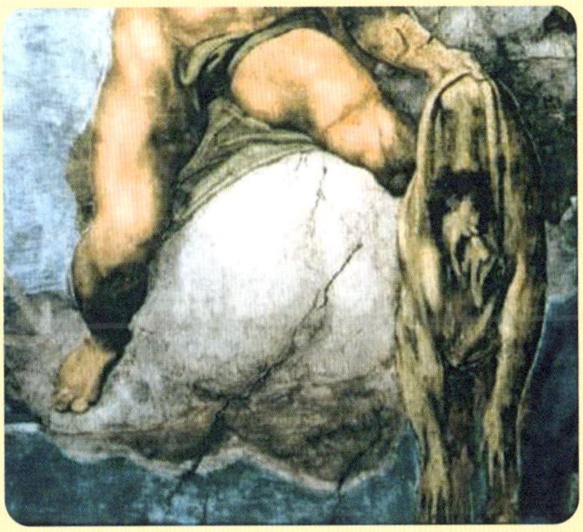

Die innige Dynamik diseses Geschehens steht entscheidend unter dem Einfluss der physiologischen Prozesse des Steroidalsystems. Aus dem Cholesterinmolekül differenzieren sich sowohl die steroidalen Hormone (Aldosteron, Sexualhormone), wie auch die Gallensäure (Lithokolsäure, Taurokolsäure etc.). Aus ihrer biochemischen Verwandtschaft erleben diese Substanzen ein gewisses Potential zu einer Wechselwirkung untereinander. Folge davon kann sein, dass zum Beispiel Eigenschaften der Gallensäure einen Einfluss auf östrogenische Impulse in physiologischen Bahnen ausüben können oder umgekehrt.

Sieht sich die kindliche Seele von den aus der Außenwelt kommenden Impulsen aus dem Bereich Sexualität / Liebesleben überfordert, geht ihre der Not entsprechende seelische Äußerung das Risko ein, durch das „abnorme" steroidale biochemische Geschehen verändert bzw. zu aberranten Klangkompositionen geführt, gezwungen zu werden.

DEINE STIMME DRINGT IN MEINEN ASTRALLEIB

WIE DAMALS DEIN KOERPER

IN MEIN KINDESWESEN

Ein „Sonderklang" ist entstanden, der der Ichführung nicht untergeordnet ist.

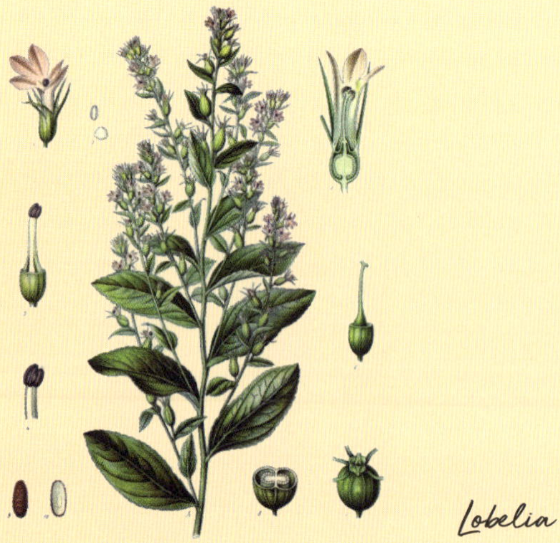

Frau E., Anfang zwanzig, F 20.0, als Kind im familiären Rahmen sexuell missbraucht. Die Gewalt des Traumas überrollt ihre kindliche Seele. Frühzeitig gezwungen, Frau zu sein, verschlingen sich Liebe und Angst unlösbar ineinander.

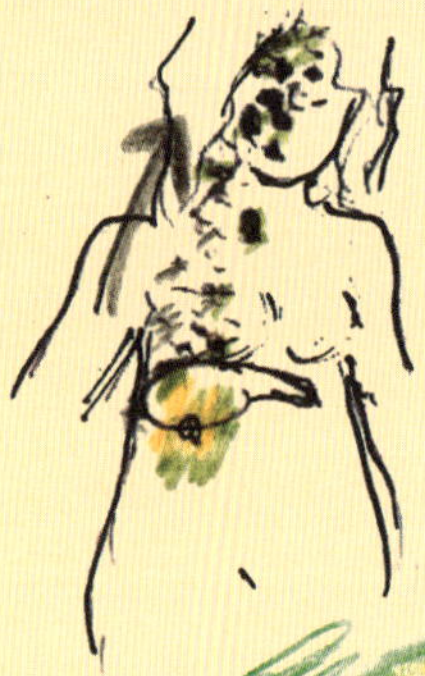

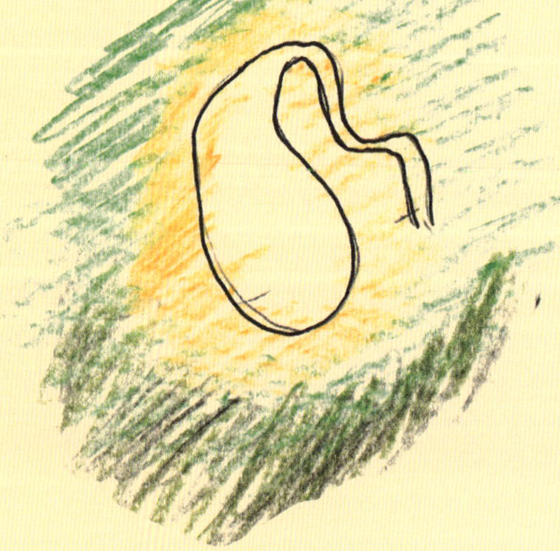

Diesen Weltanspruch würde sie in Worte ausscheiden mögen. Die kindliche Seele kann diese Worte noch nicht ausreichend bilden. Der Anschluss an die physiologischen Wege des Klangsystems wird dadurch verunmöglicht. Jetzt fließen die unausgesprochenen Worte in ihrem Wesen, außerhalb der Reichweite ihres Ichs. Stimmen krallen sie unvermittelt und bringen sie in Situationen von Selbstgefährdung und Kontrollverlust.

Schauen wir ihren Ätherleib, sehen wir:

Gallenkräfte umgeben die Gallenblase, ohne sich auf physiologischen Wegen mit ihren Organen verbinden zu können.

Im Fall unserer Patientin hat der Angstschock zu einer Art Umstülpung der ätherischen Kräfte der Niere geführt und sie dadurch aus dem Organ herauskatapultiert. Ihr Ziel war, sich mit dem Gallenwärmeimpuls (auf dem Weg zum Klang- / Wortsystem) zu verbinden. Sie verdunkeln und belasten die Gallenblase aber so, dass sie von dort aus direkt in den Kopfpol steigen – alle physiologischen Schutzprozesse des Nervenpols überschreitend.

Diese Sonderkomposition ihrer Physiologie bewirkt eine tiefe Verwandlung ihres ganzen Organsystems.

All diesen Verwandlungen entnehmen wir das Wesentliche (in ihrer ätherischen Erscheinung) zu therapeutischen Zwecken:

- die Nieren zeigen eine Qualität: Salix
- der Pankreaskopf (S. 19): T. Echinococcus scolex
- der gesamten Empfindungsleib: Naja tripudians

Ihre Anwendung beeinflusst sofort diesen Zustand. Die verschobenen Organkräfte bekommen die Neigung, sich zurückzuorientieren und beginnen, die der Patientin eigene konstitutionelle Natur (Calcium carbonicum) hindurchscheinen zu lassen.

In Folge der Behandlung ist Frau E. anwesender, beteiligt sich aktiv am therapeutischen Prozess. Ihre Stimmungseinbrüche verwandeln sich von untröstlichem Weinen zu krafterfülltem Positionieren in der Auseinandersetzung.

Sechs bis sieben Wochen später treten die Stimmen viel seltener auf, deutlich milder. Nach drei Monaten findet Frau E. eine neue Stabilität. Die Stimmen lassen von ihr ab, ihr Gewicht beginnt sich zu adaptieren (zu Beginn der Therapie war sie ziemlich übergewichtig), suizidale Tendenzen sind nicht mehr vorhanden. Auch die heftige reptilianische Kraft von Naja tripudians, als pathologische Verwandlung (Diathese) ihrer steroidalen Hormone im Ätherischen, gibt schon in dieser ersten therapeutischen Phase der Qualität Lobelia Raum. Dies kann man als eine Milderung der gestauten Astralität im Beckenboden (durch das tödliche Gift) interpretieren, zusätzlich zu einem ausgleichenden Impuls rein ätherischer Natur. Die ätherische Eigenschaft von Lobelia öffnet diesen Willensimpulsen wieder die Bahn, um sich erneut mit dem Luftsystem der Patientin verbinden zu können.

Wenn einmal die Homöopathie die ätherische Grundlage bewegt hat, müssen die Ichkräfte angesprochen und zum Einsatz aufgerufen werden. Denn die physische Physiologie in ihrer Grundsubstanz ist noch unverändert und läuft Gefahr, das ganze System wieder zum alten Schema zurückzuverwandeln. Das Bild des oberen rhythmischen Systemraumes (S. 25) ist dabei hilfreich:

Bei Frau E. kann man in diesem Raum ihrer Seele die Qualität des Lernens wahrnehmen. Mit therapeutischer Begleitung, ziemlich bald im Genesungsprozess, spricht sie ihrer biographischen Entwicklung gemäß gut auf Schulaufgaben und die Lerndynamik der Grundschule an.

In diesem therapeutischen Verfahren zeigen sich bei dieser Patientin – wie bei allen Patienten in ähnlicher Lage – durchgehend folgende Phasen:

I. Ätherischer Umbau

Zu Beginn kommt es, physisch wie psychisch, zu einer relativ schnellen Besserung, bei 80% der behandelten Patienten auch äußerlich nachvollziehbar. Dies ist auf die reine Wirkung der Homöopathie zurückzuführen, (meist) mit, evtl. auch ohne körperliche Pflegemaßnahmen und kunsttherapeutische Begleitung. Diese Phase dauert unterschiedlich lange (im Durchschnitt mehrere Monate), obwohl die Verbesserung ziemlich bald nach Therapiebeginn wahrnehmbar wird. Dabei tritt eine äußerlich sichtbare Veränderung im Wesen der Patienten ein: stabilere Präsenz in der Kommunikation, höheres Interesse an den Mitmenschen, stärkere Aufrichte, mehr Ordnung im Zimmerraum etc.

Seltsam wie unerwartet,
wie in einem neuen Kleid umhüllt,
spüre ich die Welt an meine Tür klopfen.
Jeder ihrer Rufe regt einen neuen Innenausbau an,
in dem ich mich allmählich selber finde.

II. Seelisches Erwachen

Dann kommt es in den meisten Fällen zu einer Krise im Wiederaufgreifen der eigenen Willensimpulse. Das Ich ist wacher. Vor dem inneren Auge erscheinen plötzlich Szenen aus der frühen Kindheit. Die Patienten weigern sich oft, den Weg weiter zu gehen – aus Trauer. Wenn das Ich sich dem gesamten System wieder verbindet, wird der Patient sich seiner selbst und seines Zustands bewusster, was nicht einfach ist – nach einem Leben in verwirrter Verbindung mit sich selbst. Es ist eine anspruchsvolle Herausforderung an den eigenen Ich-Sinn. Ab einem gewissen Alter jedoch ist die eigene Identität nicht wieder stabil ereichbar.

Befremdet,
von außen und von innen gleichzeitig,
betrachte ich meinen Lebensgang,
wie alte Photographien, wo ich mich erkenne und verkenne,
wie alte Filmabschnitte,
wo ich Akteur und Zuschauer zugleich bin.

Innerlich zerreißt mein Fleisch
die scharfe Klinge der Tränen.
Mein Knochengerüst zersplittert
unter der gefeilten Lanze der Wut,
meine Brust verklemmend.
Unerreichbar entflieht am Horizont das schneeweiße Segel.

III. Ich-Erwecken

Als drittes folgt in jedem Fall eine Stabilisierung. Befindet sich der Patient in einer biographischen Stufe, in der er noch entwicklungsfähig ist, soll man weitere für diesen Moment geeignete therapeutische Maßnahmen zum Einsatz bringen. Dies ist ein empfindlicher Moment. Wie kann diese Seele wieder ins Leben blicken?

Mein Leben hat einen Sinn.
Meine Biographie hat einen Sinn.
Der Weg hinter mir erfüllt mich
und lässt mich die nächsten Schritte erkennen.
Der Weg vor mir öffnet spannende Räume der Freude.
Und mein Herz schlägt auf sie zu.

Auf Seite 25 haben wir die Räume der Empfindungseele aufgezeigt. Im unteren rhythmischen System haben wir den biographischen Verlauf wahrnehmen können. Psychisch kranke Menschen sind gefährdet, den Sinn ihrer eigenen Biographie zu verlieren. Für das geschulte Auge wird dies in dem unteren Raum des rhythmischen Systems ersichtlich. Es beinhaltet einen großen Wert für die Prognose.

Ohne diesen tieferen Sinn der eigenen Biographie wahrnehmen zu können, gibt die Seele den Anspruch darauf auf – teilweise diesen Sinn durch den bloßen Anspruch auf ein rein existentielles Dasein ersetzend. Ihn wiederzugewinnen, ist eine wichtige (und nicht einfache) Anforderung in der Behandlung der psychiatrischen Störungen.

IV. Eigene Mündigkeit

An diesem Punkt sind wir in der vierten Phase des therapeutischen Prozesses angekommen. Um den Sinn der eigenen Biographie wieder zu finden, fehlt ein neuer Schritt hin zur eigenen Individualität. In einem Heim, unter schwerer Medikation, gezwungen, sich der Gruppe anzupassen, ist dies kaum möglich. Ein neuer Gedanke in der Sozialtherapie ist erforderlich, um den Weg zur Individualität fortlaufend zu ermöglichen.

Das Heilstreben
soll im Herzen des Patienten erwecken,
was im Dornröschenschlaf schlummert
und kein Mensch jemals verlieren mag:
die eigene Würde.

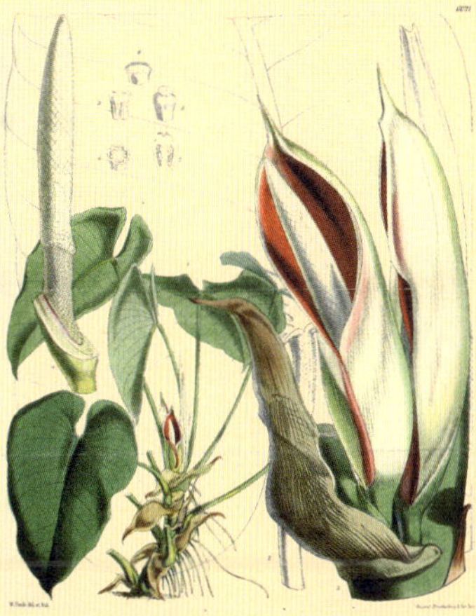

Philodendron

Herr K., Mitte dreißig, F 20.0. Als Kind wurde er zuhause von Angehörigen missbraucht; irgendwann kommt es zum Gewaltausbruch, er wird „asozial". Immer wieder, unerwartet, spürt er die Anwesenheit dieses Mannes hinter sich, hört seine Stimme, erinnert seinen Geruch. Er wird verrückt und gefährlich.

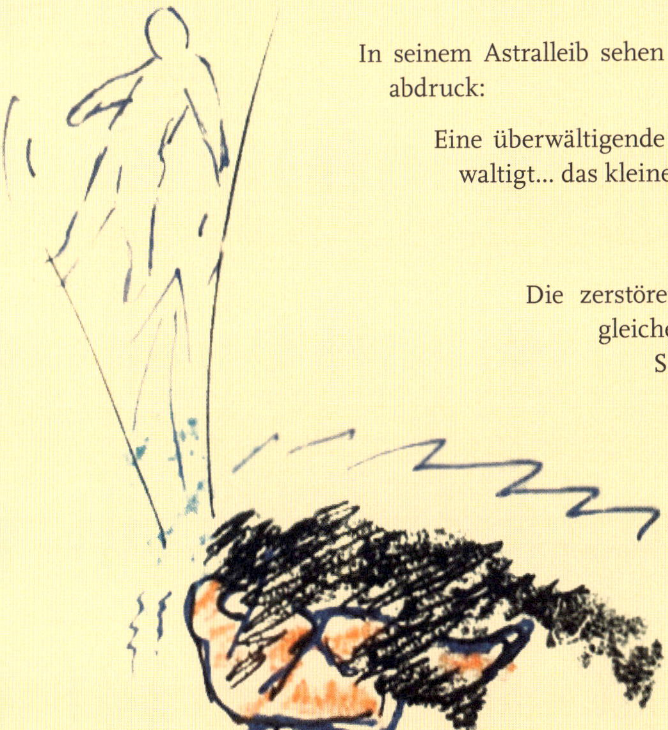

In seinem Astralleib sehen wir gleich einem Siegelabdruck:

Eine überwältigende Kraft besiegt und vergewaltigt... das kleine Kind.

Die zerstörerische Natur dieses ungleichen Kampfes wirkt auf die Seele des Kindes und diese wird, gerade weil sie gesund ist (!!), in einen forcierten, verfrühten (!) Exkarnationsprozess gezwungen.

Indem der Astralleib unter exkarnatorischem Zug steht, zwingt er die Stoffwechselkräfte, in den Nervenpol zu dringen.

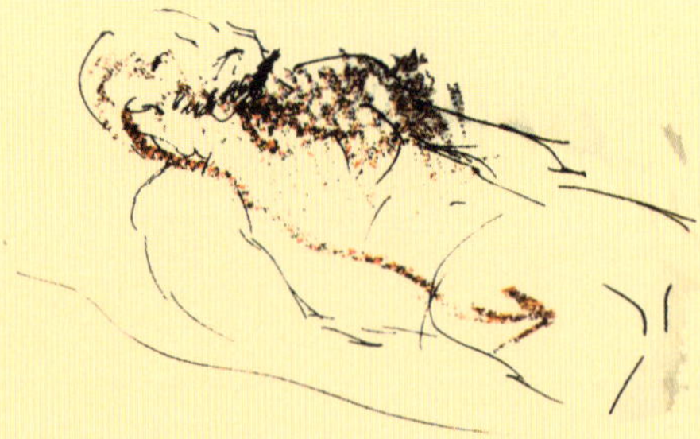

Über Sonderwege ätherischer Natur ergießen sich Gallenkräfte (Zeichnung rechts: frontale Ebene) in das zentrale Nervensystem.

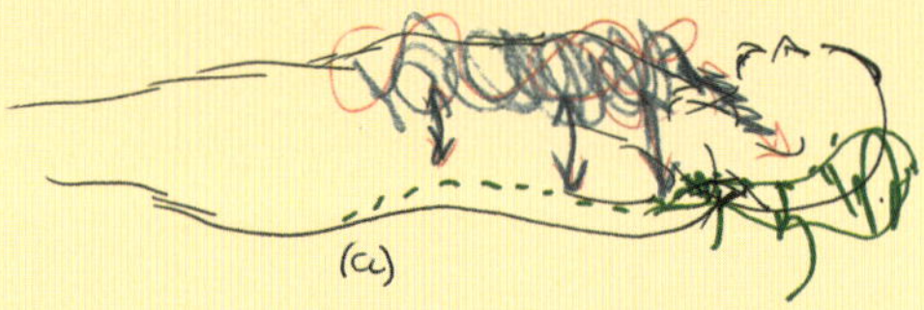

Diese sollten, wie im vorhergehenden Fall beschrieben, den physiologischen Weg zur Klangentfaltung gehen. Durch den Sturm wurden sie mittlerweile in physiopathologische Bahnen geleitet und verbleiben innerhalb der astralischen Hülle. Sie besiedeln den Nervenpol (a).

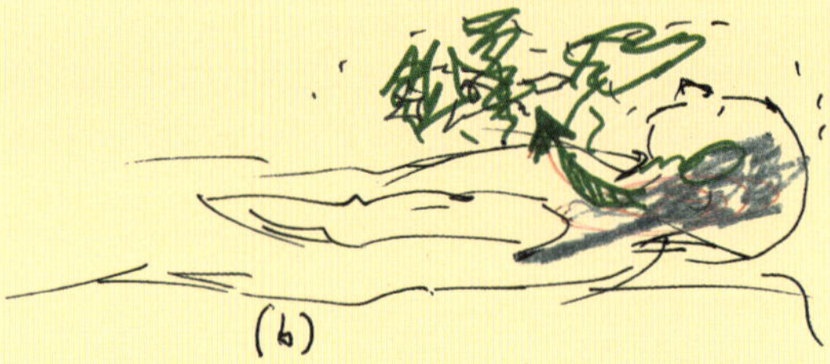

Bei jedem seelischen Stress können sie sich aus dieser Lage in der Peripherie des Astralleibes wieder bemerkbar machen, anders gesagt: ihr besonderes Wort / ihren besonderen Klang zur Geltung bringen (b).

Der therapeutische Ansatz sieht wie folgt aus:

- Der Patient zeigt eine Grunddiathese: Philodendron.

- Seine Anwendung (zusammen mit Kalium carbonicum) erzeugt unmittelbar eine Veränderung in der Natur der Lebersäfte, im Ätherleib sieht man einen blau fließenden Strom im rechten Abdomen (a).

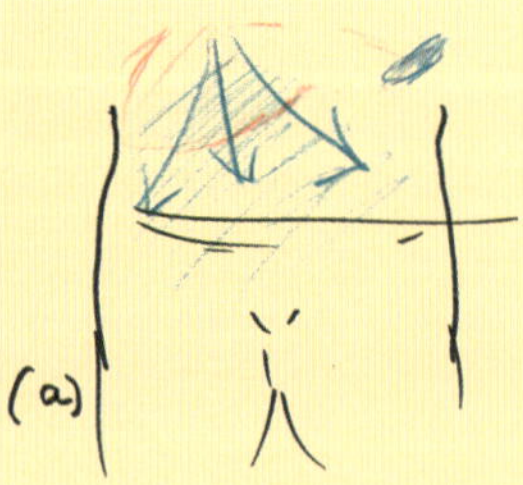

- Dies entspricht einer Veränderung im Blutanteil der Gallenqualität. Deswegen verwandelt er sich anschliessend in eine goldene Farbe (b), wo sich Herzenskräfte intensiver im Geschehen auswirken.

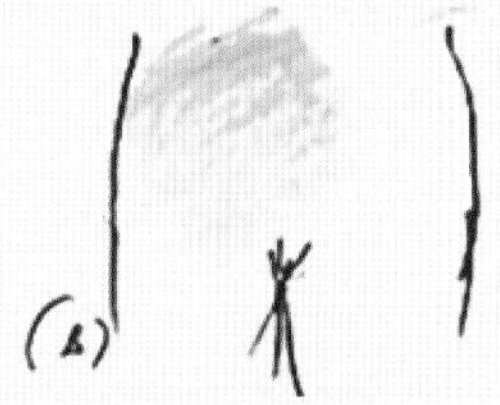

- Die erneute Anwendung von Kalium carbonicum bedeckt diese Umwandlung der ätherischen Leber-Gallekräfte mit einem trockenen „Asche-Charakter“ (c).

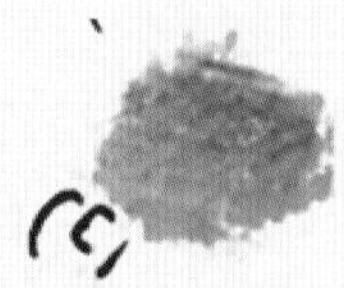

- Als Folge davon kehren die in den Nervenpol verschobenen Gallenprozesse zum Stoffwechselsystem zurück (d).

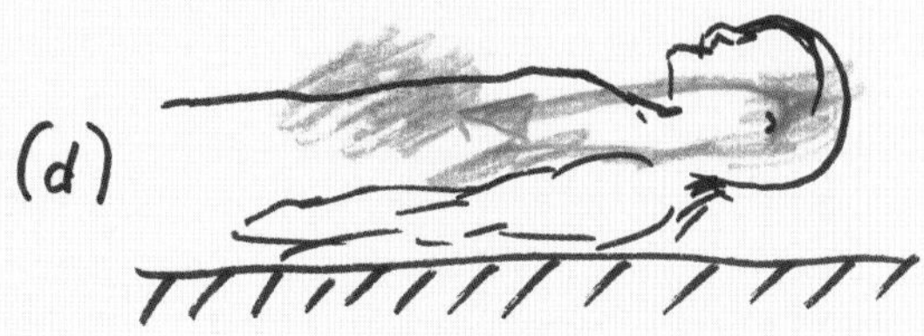

Der tägliche Umgang mit diesem Patienten zeigt, wie die immer wiederkehrenden Ansprüche des Ich, die Seele zu beleben, regelmäßig zum Bild des „psychotischen Schubes“ führen. Wie oben beschrieben, klingt aus der Peripherie des Astralleibes diese besondere Kräftekomposition als bedrohliche Stimme im Innern des Patienten.

In so einem Fall würde man dem Patienten 10 mg Haloperidol als allopathische Nothilfe verabreichen. Unter dieser Medikation wird der Patient innerlich aufgewühlt, äusserlich dagegen manchmal sogar unfähig zu sprechen oder aufrecht zu laufen. Eine sorgfältige osteopathische Behandlung korrigiert die übertriebene Kräfteverschiebung, erlaubt dem Patienten wieder eine Wahrnehmung seiner eigenen Gefühle und gibt ihm die Möglichkeit, den Schub aus eigener Kraft zu bewältigen.

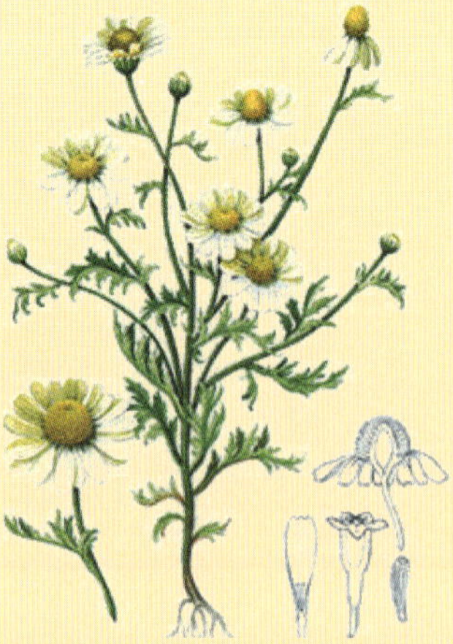

Chamomilla

Frau D., im jungen Erwachsenenalter als F 20.0, paranoid schizophren diagnostiziert, wurde in früher Kindheit in familiärem Rahmen lange Zeit sexuell missbraucht; ihr Hilferuf wurde von den Mitmenschen (in erster Linie der Mutter) ignoriert beziehungsweise abgewehrt; der Angreifer ist in seinem sozialen Umfeld als frommer, glaubwürdiger und angesehener Mann anerkannt – ein angeblich psychisch gesunder Mensch.

Das Geschehen wird als „Familiengeheimnis" verschwiegen, das kleine Mädchen, in seiner dringlichen Suche nach Hilfe, gezwungen zu verstummen.

Trotz sozialer Schwierigkeiten nach Schule und Berufsausbildung erwacht sie, im Alter von 21 Jahren, aus einem Traum – untröstlich schreiend. Der Schrei hört nicht auf, man kann ihn nicht mehr stillen. Sie kann das Elternhaus nicht mehr ertragen. Als psychisch krank eingestuft, versucht sie, eigene soziale Wege zu finden – bis zur Einweisung in eine psychiatrische Einrichtung.

Sehnsucht, die Hand des Geliebten auf meiner Haut.
Vergnügen, durch deine Liebe erfüllt sich das Licht meiner Seele.

Deine Liebeshülle verbirgt den Stachel.

Schrecken, mein schneeweißes Kleid befleckt.
Schuld, mich in deiner Hülle gefunden zu haben.

Sehnsucht und Schrecken.
Vergnügen und Schuld.

Die schmerztragenden Tränen verdunsten
unter dem Feuer der Emotionen,
ungeweint.

Zum Zeitpunkt der Untersuchung ist die Patientin still, angepasst, passiv, vorauseilend-gehorsam. Ergeben nimmt sie die therapeutischen Hinweise an.

In der selben Zeit übt sie in Situationen, wo eine menschliche Begegnung nicht in Frage kommt, zum Beispiel per Post, unerwarteterweise angsterregende Bedrohungen mit perfiden Elementen an Bekannte und Mitmenschen zu versenden.

Sie äußert sich minimal, und nur unter hoher innerer Anspannung kann sie im Rahmen eines diagnostischen Verfahrens der Aufforderung, eine kleine Reihe im Saal vorwärtsgerichteter Schritte nachzuschreiten, Folge leisten; ein ähnliches Bild in ihren verbalen Ausdrucksmöglichkeiten: kurze, schlichte Worte – „gut, ja, müde“.

In den tiefen Räumen ihrer Empfindungsseele kann man eine aussichtslose Komposition wahrnehmen:

Im Willenssystem sitzt ein kleines Mädchen, auf der Suche nach dem Leben, das sich nicht aufrichten kann (a).

Im rhythmischen System hingegen sieht man eine junge Frau, in voller Aufrichte (b);

ihr Kopfpol, verzweifelt, verdunkelt, ist unfähig, die Welt wahrzunehmen (b).

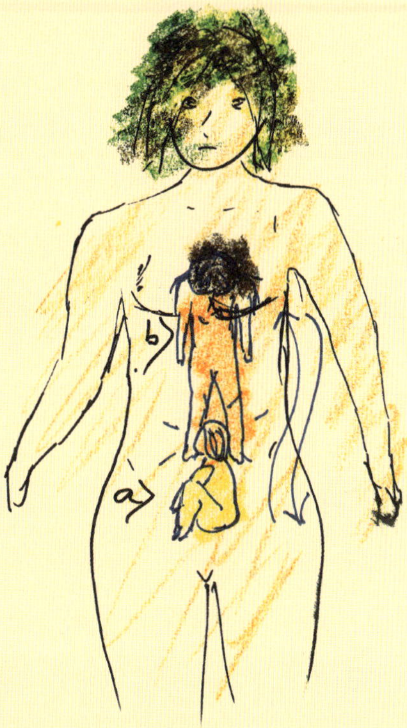

In eine liebenswerte Gestalt verkleidet,
wartet der Wolf auf seine Chance.
Mit dem Geschenk im Korb erscheint
das Rotkäppchen
– unvorbereitet, seine Zähne zu erkennen.
Ohne den Jäger findet ihr Schicksal
einzig den Absturz
in zerreißende Dunkelheit.

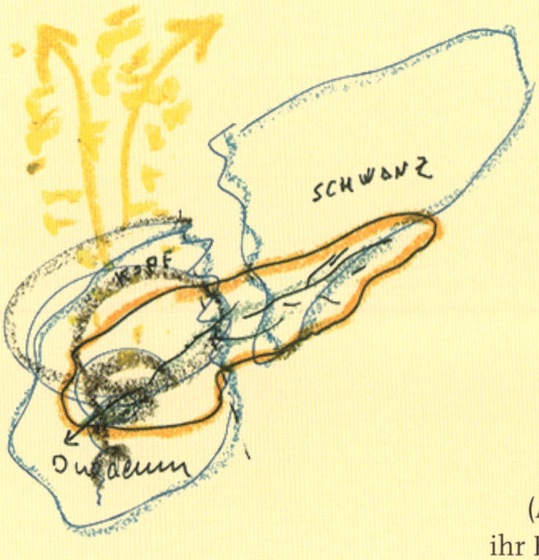

Untersuchen wir ihre ätherische Hülle, haben wir folgendes Bild:

Aus dem vollständigen physischen Pankreasorgan (orange) hat sich das ätherische Pankreasorgan (blau) in seine zwei embryologisch ursprünglichen Bestandteile getrennt. Auf dem Pankreaskopf sieht man einen scharfen dunklen Kräftetrichter (braun), ihrem Astralleib entstammend. Er ruft eine intensive immunologische Reaktion (Antikörperbildung) hervor, die sich in ihr Blut ergießt (gelb).

Aus einer mehr ganzheitlichen Perspektive (immer innerhalb des Ätherleibes) sieht man einen dunklen ätherischen Strom, wo vom Pankreaskopf ausgehend ätherische Pankreaskräfte den Kehlkopf (als Ausdruckorgan) überfallen. Vom Pankreasschwanz ausgehend sieht man ein ähnliches Bild von Kräften, die die Eierstockfunktion überfallen und somit ihren steroidalen hormonellen Stoffwechsel beeinflussen.

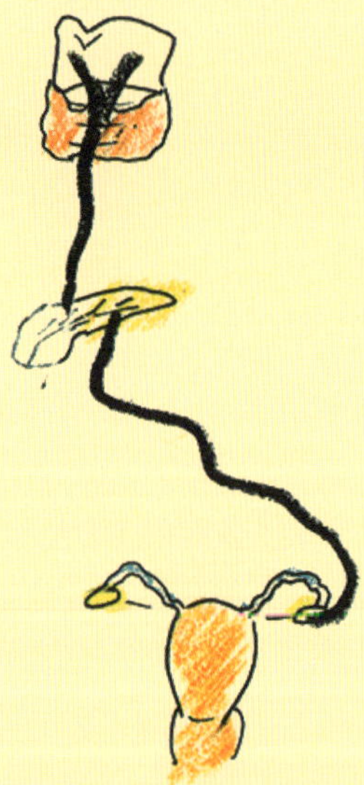

Diese Grundkomposition verursacht in ihrer ätherischen Physiologie die Retention hormoneller gynäkologischer Kräfte. Sie drücken die Nierenfunktion zurück, und diese wiederum die Funktion der Nebennierendrüsen.[15] So ist das gesamte steroidale System betroffen und bildet eine Art „Ersatzhormon: weiblicher Zustand“, das die biochemische Grundlage des vorigen Bildes (S. 61) in ihrer Empfindungsseele bietet.

15 | Die planetarische Anordnung im Sonnensystem hat eine große Bedeutung für die Physiologie der körperlichen Organe durch ihre entsprechende Zuordnung auf der Ebene der Physiologie des Ätherleibes. Normalerweise wirkt „Niere/Venus“ auf das „gynäkologische System/Mond“, wie dieses auf die „Gallenblase/Mars“. Es besteht aber die Möglichkeit einer „ätherischen Retroperistaltik“, die unvermeidbar zur Pathologie führt.

In der Schizophrenie teilt sich die Seele. Das Ich bleibt unbeteiligt – beseitigt –, nichtsdestoweniger in sich wach.

Von Anfang an umfasst die Therapie:

- ihr konstitutionelles Mittel: Chamomilla
- die Prägung in ihren Nebennierendrüsen: Naja tripiudans
- den zur Erscheinung gewordenen allgemeinen Zustand: Platinum

Um ihre Ich-Funktion mit einzubinden, begleiten im Laufe der folgenden Monate bewegungskünstlerische Maßnahmen die homöopathische Behandlung. Sie bestehen insbesondere aus einer Kombination von:

- Bewegungen im Raum, rhythmisch gestaltet, zuerst in geometrischer Anordnung (Rombus, gerade Linien), Schritten, die sie vorwärts wie rückwärts so präzise wie möglich nachschreiten soll. Paradoxerweise ist eine körperlich kräftige, junge Frau mit Erfahrungen im Kampfsport zunächst nicht in der Lage, zwei Schritte vorwärts zu gehen, ohne zu schwanken. Ihre Schritte zurück „in die Vergangenheit" sind absolut unsicher und erreichen kaum Schrittlängen über 30 cm. Im Laufe dieser Übungen (und in Kombination mit den folgenden) entwickelt sich ihre Orientierung und Dynamik im Raum in einer sehr differenzierten Form.
- Dabei wird sie angehalten, beliebige Worte zu sprechen. Am Anfang windet sie sich unter dem Druck und der Unsicherheit. Sie bringt kaum ein Wort über die Lippen. Man bietet ihr Worte an, unbedeutende, die sie kindlich erleichtert, brav wiederholt. Über einen Zeitraum von Wochen gelingt es ihr, während der Bewegungen Gedichte zu rezitieren, sich mit mehreren Therapeuten ballspielend im Raum zu bewegen.

Beobachten wir die Entwicklung dieses therapeutischen Verlaufes aus der Perspektive der Empfindungsseele (siehe S. 50-51):

- In der ersten Phase bleibt ihre Reaktionen im Modus von Flucht und Schrecken, innerlich aber vollzieht sich der Umbau. Diese Phase dauert ungefähr zwei Monate und geht relativ schnell zu den folgenden Phasen über.
- In der zweiten Phase kommt sie ihrem eigenen Wesen näher: in der Suche nach Schönheit, im Ringen um ihr Schicksal...
- Dann (etwa acht Monate nach Beginn der Behandlung) kämpft sie bitterlich gegen Agressionen an. Darin entwickelte sie in ihrem sozialen Verhalten eine pubertäre Rebellion und Eigensinnigkeit.[16] Auch in der äußeren Erscheinung wird ihre Ausstrahlung und ihre Art, sich zu kleiden, jugendlicher.

16 | An diesem Punkt bemerkt der Psychiater in der Sprechstunde zu ihrem äußerlich ausfälligen, trotzigen Verhalten: „Sie braucht keine Medikamentenerhöhung, sie ist auf dem Weg zu sich selbst."

- In der Zwischenzeit ist das seelische Bild des Mädchens verschwunden. Die erwachsene Frau nähert sich seelisch ihrem jetzigen Alter.

Wird die Seele aus ihrer Entwicklungsbahn mit Gewalt herauskatapultiert, bewahrt sie die Essenz der bis zu diesem Zeitpunkt gesunden Einfügung unter der Obhut des Ich. Gleichgültig, wie viele Jahre in dem verwirrten Zustand vergehen, muss man sie an dem bis dato gesunden Punkt ihrer biographischen Entfaltung abholen, um sie von dort über geeignete pädagogische Wege wieder zum Aufstieg auf ihre Lebensbahn zu begleiten.

Wie früher erwähnt, zeigt die Erfahrung, dass diese Verwirrung im Wesensgliedergefüge ab einem gewissen Alter nahezu irreversibel bleibt. Aus zwei Gründen finden wir in der Mitte der dreißiger Jahre eine ungefähre Grenze:

- Die Stunde der inneren Uhr für eine Verbindung des Ich mit Seele und Körper ist fast überschritten.
- Die häufig schon seit der Kindheit verabreichte Medikation hat die physiologischen Grundlagen inzwischen dermaßen gestört, dass sich eine Erholung aus dem toxischen Zustand als nahezu unmöglich erweist.

...Wenn das Herz die Führung übernimmt

So viele verschiedene Farben
zeigt mir die Welt.
Manche Tage die eine, andere Tage eine andere.
Sie stehen vor mir, hinter mir,
lenken mich ab,
und nur in meinem eigenen Inneren kann ich
mich selber finden.

Herr F., Mitte dreißig, von Kindheit an in Erscheinung und Verhalten auffällig; im Erwachsenenalter als F 20.0 (paranoid schizophren) diagnostiziert. Sein Gang ist durch eine intensive Neigung nach vorne charakterisiert. Mit einer Tasse Kaffee in der Hand läuft er im Heim hin und her, seine Äusserungen geben unerwartet Stimungszustände oder Wünsche wieder, die spontan und unvermittelt auftreten. Weil Geräusche ihn enorm belasten, trägt er häufig Ohrenstöpsel oder „selbstgebaute" Ohren- und Stirnbänder. Sein Zimmer zerstückelt er regelmäßig und systematisch, ebenso wie seine Schuhsohlen und Kleidungsstücke. Jede Nacht – und sogar tagsüber – nässt er ein, so dass seine Kleider, entsprechend schmutzig, riechen.

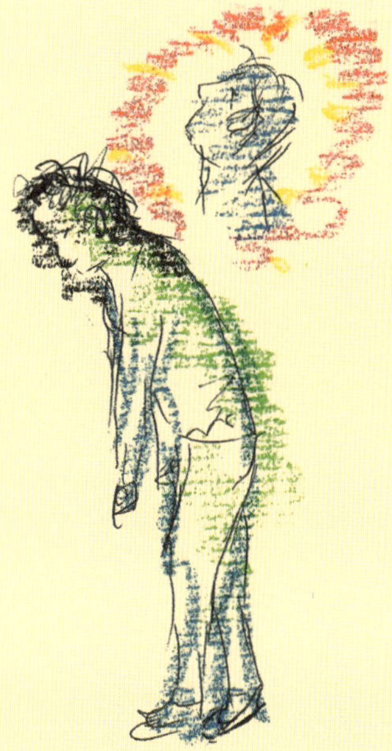

Bei der ersten therapeutischen Begegnung zeigt er sich unfähig, koordinierte Schritte zu machen (auch wenn sie vorgezeigt werden), kann seine Aufregung kaum zurückhalten und ergibt sich seinem unkoordinierten Redefluss.

In seinen Wesensgliedern zeigt sich eine verunmöglichte Verbindung des Kopfpols im Astralleib mit dem Rest der Struktur.

These: Der Zustand des Patienten ist die Konsequenz einer Sonderkonstitution in seinen Wesensgliedern.

Wir sollen sie auf drei Ebenen analysieren:

I. Karmische Ebene

Seine Seele hat diesen Zustand absichtlich für diese Inkarnation ausgesucht. So zeigt er heute eine intensive phosphorische Konstitution, gross, schlank und fortlaufend in einer aktiv zwanghaften Dynamik. Er war als robuster Kämpfer eines Ordens an einem Punkt angekommen, an dem keine weitere Entwicklung in der Reifung seiner Seele möglich war. Eine neue Konstitution (bis ins Physische) wurde dafür erforderlich. Dazugehörend finden wir einen schwer traumatischen Todesprozess, in dem das Ich und die unteren Wesensglieder in einem intensiven Angstzustand voneinander getrennt gewesen waren. Unter dem Anspruch, einen neuen Schritt in seiner Seelen- / Ich-Entwicklung zu machen, lässt er seine robuste karbonische Konstitution hinter sich und wendet sich der Erneuerung seines Nervensystems zu. Dafür wählt er als neue Konstitution eine phosphorische Variante, die sich vielmehr nach dem Nerven-Sinnes-Pol der menschlichen Struktur hin orientiert. Sein Zustand (bzw. seine „Pathologie“) ist demgemäß die Erscheinung eines Erneuerungsprozesses seines Wesensgliedergefüges.

II. Vererbungsebene

Auf der Vererbungsebene zeigt die Elternlinie seitens des Vaters einen intensiv astralisierten Nervenpol, der sich auf das rhythmische System des Patienten überlagert hat. Mütterlicherseits lebt eine tiefe persönliche Frustration, die das Stoffwechsel-/Willenssystem des Patienten ebenso überlagert. Aus embryologischer Sicht kann man eine abnorme Okklusion des vorderen Neuropor am vierundzwanzigsten Tag des Embryos vermuten, und dies im Zusammenhang einer abnormen Auflösung des *Pronephros* zum *Mesonephros* um die vierte embryonale Woche (Hypothese: toxischer Grundzustand im Dottersack).

III. Struktur der Dreigliederung

Aufgrund der oben genannten Faktoren finden wir einen abgetrennten Nervenpol, der innerhalb des Astralleibes um die anderen Wesensglieder „schwebt“. Das rythmische System ist ebenso vom Charakter des Nervensinnessystems beeinflusst. Das Stoffwechselsystem ist männlich in seiner Struktur, trägt aber Überbleibsel weiblicher Ätherkräfte in sich.

Der astralische Kopfpol „schwebt“, wie gesagt, über dem rhythmischen System und dem Stoffwechsel, ohne in vollständige Verbindung mit ihnen treten zu können. Regelmäßig versucht das ganze System aufgrund der Lebensrhythmen, sich zu einer Kohäsion zu orientieren. Mit diesem Anspruch konfrontiert, löst sich der Nervenpol auf in die Farben eines astralischen Farbkaleidoskops. In seinem Astralleib ist diese bunte

Welt vorhanden, vermutlich resultierend aus gestauten embryonalen Nierenkräften, die nicht in eine Weiterentwicklung getreten und dort verblieben sind. Er ruiniert sein Zimmer in der Nacht, auf der Suche nach der passenden Farbe einer Umgebung, in der er endlich zur Ruhe kommen kann.

Leben, Tod.
Gewaltsam über die Schwelle gerissen,
verliere ich mein eigenes Sein.
Das Schicksal webt für den Mensch eine Chance,
um es wieder zu gewinnen.
Mit Hilfe der Schwerekraft erlange ich mein Wesen wieder.

Die Behandlung besteht aus zwei Elementen:

- Einreibung von homöopathischen Lösungen aus Sorbus, Phytolacca, Crotalus u.a. Im Laufe der Zeit ergaben sich Variationen.
- Bewegungs- und Sprachübungen (wie wir sie im Therapieverlauf auf Seite 61 gesehen haben), die seine Ich-Funktion allmählich in eine Aufwachdynamik rufen.

Das Bild zwölf Monate nach Beginn der Therapie zeigt, wie sich die Wesensglieder Ich-gemäß ordnen. Der allgemeine Zustand ist nicht mehr vergleichbar mit der Ausgangssituation. Der Wasserorganismus ist besser integriert und in den Organen verteilt, die Leber flexibler, die Nieren können einigermaßen ihre Filtrationsaufgabe erfüllen, der Darm nähert sich seiner wässrigen Qualität.

Im Laufe der Therapie hat sich der Patient stark verändert. Die verantwortlichen Sozialtherapeuten, die ihn im therapeutischen Prozess über die Monate hinweg begleiteten und die entsprechenden klinische Beobachtungen dokumentierten, beobachten Folgendes:

„Unsere ersten Eindrücke haben uns bereits ein besseres Bild von Herrn F. gegeben. Er nahm in der Regel die einzelne Anwendungen bereitwillig und gerne an, konnte sich gut darauf einlassen. Die Ergebnisse aus unserer Dokumentation decken sich bereits mit unseren Wahrnehmungen im Alltag. Zum Beispiel nässte Herr F. weniger ein, war weniger zwanghaft (Zerstörung), zugänglicher und entspannter. Im weitern Verlauf zeigen sich in allen Wesensgliedern Fortschritte. Herr F. hat mittlerweile einen angenehmen, oft subtilen Humor, ist wesentlich besser im Kontakt, geht aufrechter, hat weniger Stress, ist gepflegter, selbständiger, kommunikativer und kommt häufiger zu sich.“

Dabei hat man die allopathische Therapie deutlich reduziert, zum Beispiel wurde Levopromazin (Neuroleptika) im Laufe einiger Monaten zu einem Viertel der Ursprungdosis reduziert. Sechs Monaten später wird Levopromazin ganz abgesetzt.

Epilog

RE – LIGARE

Potentialität ist die Hauptqualität der Zukunft. Sie steht stets für die Erfüllung aller „Potentias“, aller menschlichen Wünsche bereit.

Wahrhaftigkeit ist die Grundsubstanz dieser Potentias, die unentbehrliche Bedingung, um in voller Kohärenz die Zukunft zu gestalten.

Wagt der Mensch einen Schritt in die Welt, muss er in seine Perspektive die geistige Dimension einbeziehen. Nur so kann er tatsächlich jede Welterscheinung ohne Selbsttäuschung in seinen Verstand integrieren.

Ist das nicht der Fall, neigt er dazu, sich in der Sackgasse von „überdrehten rationalistischen Interpretationen“ zu verlieren. Auf solchen Wegen wird früher oder später das Gefühl der Ehrlichkeit in Frage gestellt.

•••••••••••••••••

In den tieferen Strukturen des Menschen wirkt ein Ätherleib. Bodengeologie, Vererbungskräfte auf körperlicher Ebene und anderes bestimmen seine Kerneigenschaften.

Anders der Astralleib. Die Individualität wirkt im Laufe der Biographie zunehmend gestalterisch auf ihn ein. Dieser für die Evolution entscheidende Prozess wurde im Laufe der Weltgeschichte durch die Prägung der religiösen Orientierung begleitet.

Eine animistische Religion, eine buddhistische Lebensführung, ein muslimischer, jüdischer, christlicher Monotheismus verändert die Astralleiber in Gestalt und Grunddynamik. Und dies auf bestimmte Weise jeweils anders.[17]

Genauso, wie die Organe – Leber, Milz, Niere etc. – in einem männlichen und einem weiblichen Körper nicht dieselbe astralische Qualität haben, sind vergleichbar dazu die astralischen Verhältnisse, je nachdem, welchem Religionshintergrund die Individualität obliegt, nicht dieselben.

Dies gilt für eine Individualität in einer bestimmten Inkarnation. Dabei bleibt es aber nicht. Sie werden an die Nachkommen als astralischer Impuls übermittelt. Innerhalb der Vererbungslinie braucht diese Prägung einen Übergang von mehreren Generationen, um sich zu lösen bzw. sich einem anderen Modus anzupassen. Dies ist der Fall, wenn zum Beispiel aufgrund von Migrationshintergründen Menschen in einem neuen

17 | Verstehen wir uns richtig: die sogenannte „nicht-religiöse“ Orientierung, wie auch der Atheismus oder der Agnostizismus sind nur Sondervariationen des dem Menschenwesen innig zugehörigen religiösen Sinnes. Das ist der Grund, weshalb auch ein Mensch, der sich mit tiefster Gewissheit als Agnostiker versteht, sich unter extremer Bedrängnis – wie Lebensgefahr, Unglück eines Kindes – an Gott wenden kann.

kulturellen Raum die religiösen Bräuche ihrer Vorahnen langsam hinter sich lassen, um sich dann neuen Formen zuzuwenden oder die alten ganz und gar zu verlassen.

Unter dieser Perspektive kann man folgende Aussage treffen: Der auf die Konstitution gegründete psychiatrische Zustand gleicht alle diese Astralleiber an, und dies unabhängig davon, welcher religiöse oder sonstige soziale Hintergrund vorliegt. Deswegen sehen überall auf der Welt alle Erscheinungen wie Trisomie, tiefgreifende Autismusstörungen usw. ähnlich aus.

Anders der biographisch bedingte, auf einer gesunden konstitutionellen Basis entwickelte psychiatrische Zustand, für den der religiöse Hintergrund eine wesentliche Rolle spielt.

Die Religion bestimmt die Physiologie des Astralleibes und damit die tiefe Dynamik des eigenen Seelenlebens.

Genauso, wie sie die Grundlagen der offiziell anerkannten Physiologie vor Herausforderungen stellt, indem sie neue Modelle aufzeigt, erhebt die Ästhetische Heilkunst die Psychiatrie zu einer Disziplin, die sich der Vorstellung jeder bloß rational gebauten sozialen Struktur entzieht.

In der innigen Verbindung der Menschenseele mit ihrem spirituellen Ursprung liegt der goldene Schlüssel, um der verwirrten Individualität Lebensfrieden und Lebensfreude zu gönnen – um Prometheus von seinen Fesseln zu befreien.

Der Arzt, der Pfleger, der Sozialtherapeut,
die ihre Lebensaufgabe in diesem Bereich suchen, üben Berufe aus,
die in der Lehre der Ästhetik als Edelkunst
Medizin und Seelensorge zu Einem verbinden.

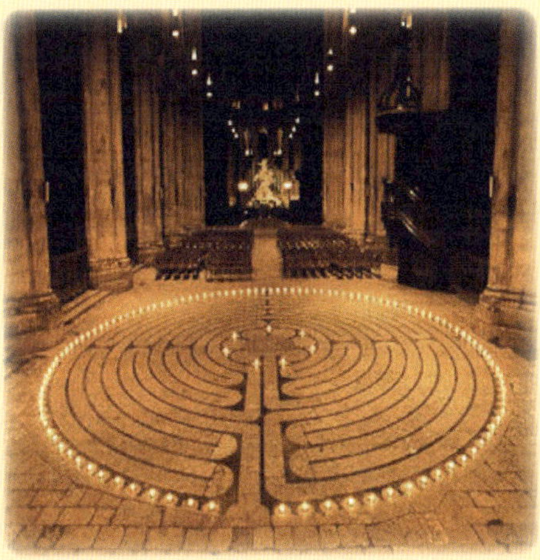

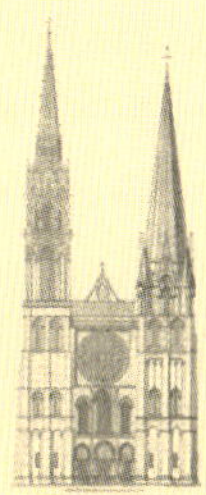

Zitate

S. 15: Friedrich Schiller, „Medizinische Schriften“, S. 41, Buchgabe der Deutschen Hoffmann – La Roche AG, Druck Wilh. Friedr. Mayr, Miesbach/Obb., 1959

S. 16: Rudolf Steiner: Das Johannes-Evangelium (GA 103), Vortrag in Hamburg gehalten am 18. Mai 1908

S. 38: Friedrich Schiller, „Medizinische Schriften“, S. 58, Buchgabe der Deutschen Hoffmann – La Roche AG, Druck Wilh. Friedr. Mayr, Miesbach/Obb., 1959

S. 45: Friedrich Schiller, „Medizinische Schriften“, S. 150, Buchgabe der Deutschen Hoffmann – La Roche AG, Druck Wilh. Friedr. Mayr, Miesbach/Obb., 1959

S. 49: http://www.ursulahomann.de/EinesFreundesFreundZuSeinUeberDieFreundschaftVonGoetheUnd-Schiller/kap005.html abgerufen am 21.10.2020

Inhaltsverzeichnis

Bildnachweise

Alle Zeichnungen auf den Seiten 10, 11, 12, 13, 16, 19, 23, 25, 34, 35, 37, 52, 57, 58, 59, 61, 62 und 65 sind von Jose Martinez/ ©Jose Martinez; S.7: Kaspar Hauser/ ©Eugen Berberich; S.9: Tama66; EBV: Carla Blauman/ https://pixabay.com/de/photos/schwan-wasser-vogel-see-wei%C3%9F-2077219/; S.10: oben links: Bildautor unbekannt; EBV Helga Fößel/ http://www.1zoom.me/de/wallpaper/515429/z2374.6/1024x600: oben Mitte: Andreas Fucke Geilenkirchen NRW; EBV: Carla Blaumann /https://www.flickr.com/andreas-fucke/2948881275; oben rechts: Brian Lasenby; EBV Helga Fößel/ https://www.shutterstock.com/de/image-photo/pair-tundra-swans-cygnus-columbianus-flying-266042576; S.13: Unten: Tama66; Jose Martinez/©Jose Martinez; EBV: Carla Blauman/ https://pixabay.com/de/photos/schwan-wasser-vogel-see-wei%C3%9F-2077219; S.14: Wie S.10 oben; rechts: Nick Vorobey; EBV: Helga Fößel; S.17: Raphael/ https://commons.wikimedia.org/wiki/File:RAFAEL_-_Madonna_Sixtina_(Gem%C3%A4ldegalerie_Alter_Meister,_Dresden,_1513-14._%C3%93leo_sobre_lienzo,_265_x_196_cm).jpg; S.18: Veröffentlicht mit Genehmigung der Georg Thieme Verlag KG, aus: „Kurzlehrbuch Embryologie“, Ulfig, Norbert, S.112, 2005, ©,Copyright Clearance Center, Inc.; EBV: Carla Blaumann; S.19: Oben: Gabriele Lampert; EBV Helga Fößel/ https://www.dr-gabriele-lampert.de/Grafik/Anatomie/GIT/Pankreas.gif; S.21: Helga Fößel/ ©Helga Fößel; S.22: Bildautor unbekannt; Heinz3000/ https://mythologie-frei.fandom.com/de/wiki/Prometheus?-file=Prometheus_strafe.jpg; S.25: Unten links: Stefano Saguatti/ https://commons.wikimedia.org/wiki/File:Basilica_di_Sant%27_Apollinare_in_Classe_-_Interno.jpg; unten rechts: Bildautor unbekannt/ ©Modellbauverein Malsch e.V.; S.27: Jan Vermeer/ https://de.wikipedia.org/wiki/Das_M%C3%A4dchen_mit_dem_Perlenohrgeh%C3%A4nge; S.28: Oben: dianakuehn30010/ https://pixabay.com/de/photos/diskusfisch-aquarium-s%C3%BC%C3%9Fwasser-bunt-2901528; Mitte links oben: jonnysek; EBV: Carla Blaumann/ ©iStock; Mitte links unten: Djoko T. Iskandar, Ben J. Evans, Jimmy A. McGuire; EBV: Carla Blaumann/ https://de.wikipedia.org/wiki/Limnonectes_larvaepartus#/media/Datei:Limnonectes_larvaepartus_-_male_and_female.jpg; Mitte rechts: Vitaliy Markov/ ©iStock; unten links: RoseMary-Bush/ ©iStock; S.29: links: Bildautor unbekannt/ Postkarte; Mitte: Sergei Uriadnikov/ ©iStock; rechts: Wendy Love/ ©iStock; S.30: links: steirerwerk.at/ ©Steirerwerk. at; Mitte: Alexandra Weibrecht/ http://dk-havelland.de; rechts : Don DeBold/ https://commons.wikimedia.org/w/index.php?curid=38050025; unten rechts: Bildautor unbekannt; EBV: Carla Blaumann/ https://www.livehindustan.com/national/story-when-two-faced-snake-produced-in-court-by-up-police-know-what-is-the-whole-matter-2978714.html; S.31: oben links: Joshua Reynolds/ Postkarte; oben Mitte: Paul Paeschke/ https://commons.wikimedia.org/wiki/Category:Paul_Paeschke?uselang=de#/media/File:Paul_Paeschke_Spielende_Kinder_c1910.jpg; oben rechts: Peter Fendi/ Postkarte; Unten links: Joerg Reuther/©imageBROKER/ ©Alamy Stock Foto; unten rechts: master2/ ©iStock; S.32: Helga Fößel/ ©Helga Fößel; S.33: J.R. Petit, et al; S.34: oben links: Jose Martinez/ ©Jose Martinez; unten: Andrea Izzotti; EBV: Helga Fößel/ ©123RF; S.35: Linke Fotos: Jose Martinez/ ©Jose Martinez; S.36: Auguste Rodin; David Brandt; EBV Carla Blaumann/ https://commons.wikimedia.org/wiki/File:Rodin_Denker.jpg?uselang=de; S.38: David Tenier der Jüngere; ©Helga Fößel; S.39: Bildautor unbekannt/ ©Framepool/Nimia; S.41: Clker-Free-Vector-Images / ©Pixabay; S.43: Patrick GuenettePatrick Guenette/ ©123RF; S.44: Oben: Philippe Payart; EBV: Helga Fößel/ ©Pixabay; unten: G. Dehio and G. von Bezold, Die Kirchliche Baukunst des Abendlandes, Stuttgart, 1887-1902/ https://commons.wikimedia.org/wiki/File:ChartresWestEndDB407.jpg; S.45: Edvard Munch/ https://commons.wikimedia.org/wiki/File:The_Scream.jpg; S.47: Beetruf vom Berge; EBV Helga Fößel/ ©Beethoven-Haus, Bonn; S.48: Denis Doukhan; EBV Helga Fößel/ ©Pixabay; S.49: Links: Anja Angelov/ msa-berlin.de; rechts: Kranich17; EBV: Helga Fößel/ ©Pixabay; S.50: Thews G, Mutschler E, Vaupel P./ „Anatomie, Physiologie, Pathophysiologie des Menschen“. 6. Aufl., Wissenschaftliche Verlagsgesellschaft mbH, Stuttgart, 2007; EBV Helga Fößel/ https://www.deutsche-apotheker-zeitung.de/daz-az/2008/daz-12-2008/problemfall-galle; S.51: Michelangelo; EBV Helga Fößel/ https://en.wikipedia.org/wiki/File:Last_judgement.jpg; S.52: Oben: Franz Eugen Köhler, Köhler's Medizinal-Pflanzen; EBV: Carla Blaumann/ https://de.wikipedia.org/wiki/Datei:Lobelia_inflata_-_K%C3%B6hler%E2%80%93s_Medizinal-Pflanzen-218.jpg; S.57: Oben: W. Fitch; EBV: Carla Blaumann/ https://commons.wikimedia.org/w/index.php?curid=11065255; S.60: Jesko Donst/ ©Jesko Donst; https://www.aponet.de/wissen/heilpflanzenlexikon/heilpflanzen-a-z/kamille.html; S.65: Oben: Varvara Kurakina/ ©iStock: Jeff Saward/ Labyrinthos Photo Library; www.labyrinthos.net

Trotz ernsthaften Bemühens ist es uns nicht immer gelungen, Autor und Quelle vollständig zu ermitteln. In diesen Fällen hoffen wir auf Ihr Verständnis und erbitten Ihr nachträgliches Einverständnis.

Impressum

1. Auflage 2020
Verlag Vier Himmelsrichtungen gUG
(haftungsbeschränkt), D-15526 Reichenwalde

Layout: Helga Fößel, Berlin
Produktion: finedesign – Büro für Gestaltung, Berlin
Lektorat: Gerold Aregger, Bern
Umschlagentwurf: Elaim Gairo
Druck: Maren Thomsen GmbH, Berlin

ISBN 978-3-9818346-5-9
www.verlag-vier-himmelsrichtungen.de